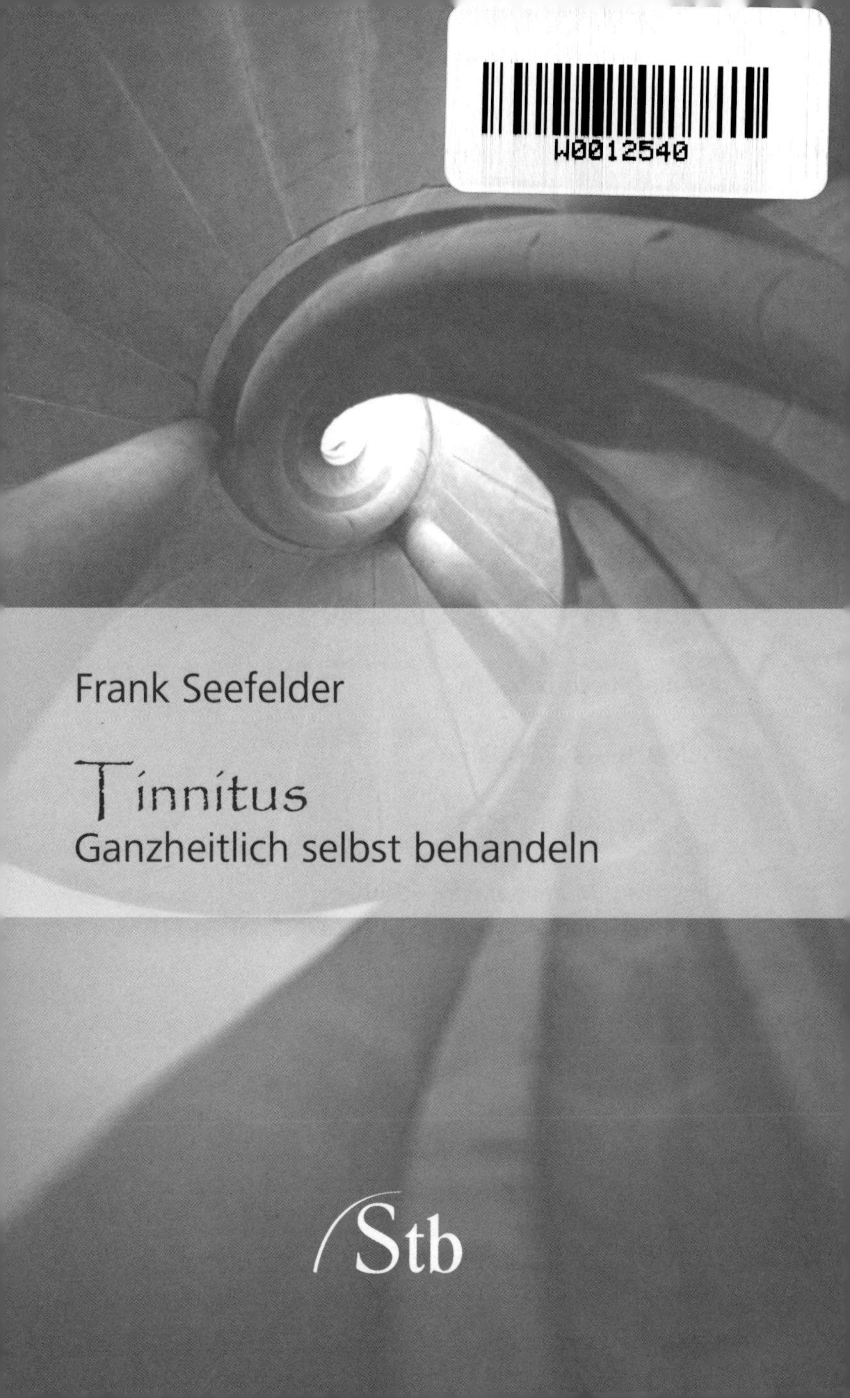

Frank Seefelder

Tinnitus

Ganzheitlich selbst behandeln

Stb

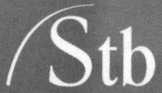

Als Vorlage diente das Buch »Leitfaden Chinesische Eigentherapie Band 1«, erschienen 2008 im Schirner Verlag.

© 2013 Schirner Verlag, Darmstadt

Alle Rechte vorbehalten

ISBN 978-3-8434-3036-4

1. Auflage August 2013

Umschlag: Murat Karaçay, Schirner,
unter Verwendung von # 45712426 (etfoto),
www.fotolia.de
Fotografien: Sabine Grothues, Düsseldorf,
www.foto-grothues.de
Abbildung der Meridiane: Edith Lerner
Redaktion & Satz: Katja Hiller, Schirner
Printed by: OURDASdruckt!, Celle, Germany

www.schirner.com

Inhalt

Vorwort

Haben Sie sich schon einmal die Frage gestellt, wieso Tinnitus Ihre Lebensqualität so nachhaltig beeinträchtigt? Schließlich sind diese Geräusche in der Regel nicht besonders laut. Ich wurde in einem meiner Seminare einmal gefragt, ob es möglich sei, dass ein zweijähriges Kind bereits Tinnitus habe. Ja, das kann vorkommen, aber wenn Kinder mit Ohrgeräuschen aufwachsen, werden diese zum ganz natürlichen Bestandteil ihres Lebens, und darum werden die Geräusche auch nicht als störend empfunden. Wenn Tinnitus allerdings erst im Laufe des Lebens auftritt, macht ihn das zum Problem für die Betroffenen.

Ein Grund dafür, dass Tinnitus so nervtötend und beeinträchtigend ist, findet sich in unserer psychischen Veranlagung. Wir wollen das Leben kontrollieren, damit es uns gut geht. Tief in uns freuen wir uns nicht wirklich darüber, überrascht zu werden. Selbst ein Geburtstagsgeschenk ist keine völlige Überraschung, weil wir ja wissen, wann wir es bekommen werden. Über Tinnitus haben wir jedoch keine Kontrolle. Er tritt auf, scheinbar wann er will und so laut er will. Doch beides ist faktisch falsch. Trotzdem kann die Erfahrung des Kontrollverlusts dazu führen, dass wir das Pfeifen, Piepsen oder Klingeln im Ohr sehr viel Raum in unserem Leben einnehmen lassen und es dadurch also als lauter und störender empfinden. Ein Beispiel soll diese Aussage verdeutlichen: Falls in dem Zimmer, in dem Sie sich gerade befinden, eine Uhr hängt oder steht, konzentrieren Sie sich einmal nur auf ihr Ticken. Wenn Sie das über einen längeren Zeitraum hinweg tun, wird das Geräusch Ihnen sicherlich lauter vorkommen. Ein Geräusch, das Sie bis zu diesem Versuch wahrscheinlich gar nicht wahrgenommen hatten. In gleicher Weise verhält es sich mit dem Tinnitus, wenn er mehr Raum in Ihrem Leben einnimmt, als er eigentlich sollte.

Doch wofür stehen ganz allgemein Pfeifgeräusche? In aller Regel sind sie ein Warnsignal. Wenn Sie unter Tinnitus leiden, gefällt Ihnen die folgende Aussage wahrscheinlich nicht: Betrachten Sie die Ohrgeräusche nicht als störend, sondern als ein heilsames Warnsignal, durch das Ihnen Ihr Körper mitteilt, dass Ihre aktuelle Lebenssituation Ihnen auf Dauer nicht guttut. Und machen Sie sich bewusst, dass Ihr Körper noch viel heftigere Zeichen geben kann, um Ihnen das klarzumachen. Und er wird es tun, wenn Sie Ihre Situation nicht analysieren und herausfinden, worauf Sie dieses Körperzeichen hinweisen will.

Ich weiß, wovon ich schreibe, denn ich bekomme in Zeiten, in denen ich unter großem Druck stehe, ebenfalls Tinnitus. Sobald ich diese Warnung wahrnehme, überdenke ich meine augenblickliche Situation. Dann setze ich andere Prioritäten, beende die Arbeit an unwichtigeren Angelegenheiten und konzentriere mich auf die wesentlichen Dinge. In Verbindung mit der Ohrmassage oder Akupressur verschwinden die Geräusche bei mir oft genauso schnell, wie sie aufgetaucht sind. Sie sehen also, ich habe gelernt, mit Tinnitus zu leben.

Egal, welches gesundheitliche Problem Sie haben – wenn Ihr Lebenswandel dem Körper schadet, wird dieser es Ihnen mitteilen. Manchmal sanft, ein anderes Mal stärker oder lange anhaltend. Sie können sich auf ihn verlassen, denn wenn etwas nicht in Ordnung ist, macht er sich bemerkbar. Hierzu habe ich einen kleinen gedanklichen Anstoß für Sie:

E-Mail an dich

Manchmal ergibt es Sinn, die Realität zu verlassen, und ich würde mir wünschen, dass Sie jetzt bereit dazu sind. Sei es, damit Sie eine gewisse Distanz zum Trubel und der Hektik des Alltags aufbauen, sei es, damit Sie völlig neue Wege gehen und gänzlich andere Denkweisen erfahren. Dieses Kapitel dient Ihnen als Beispiel, und es hat, auch wenn es auf den ersten Blick humoristisch erscheinen mag, einen ganz ernsten Hintergrund.

Vielleicht wird es der Wissenschaft in ferner Zukunft möglich sein, den Code der Körpersignale zu entschlüsseln, dann kann man in klaren und verständlichen Worten erfahren, was der Körper erwartet und wie er sich die gemeinsame Zukunft vorstellt. Bis zu diesem Zeitpunkt kann es allerdings noch etwas dauern, und Sie sollten sich darin üben, die Signale Ihres Körpers lesen zu lernen. Lesen Sie im Buch Ihres Körpers, das er jeden Tag neu schreibt, weil er sich den Wandlungen in Ihrem Leben anpasst. Während Sie also noch auf der Suche nach den Kommunikationswegen zu Ihrem Körper sind, hat Ihr Organismus die Sache auf moderne Weise vereinfacht, und er lässt Ihnen eine Nachricht per E-Mail zukommen.

Von: Meinem Körper (Info@Körper.de)
Gesendet: Mittwoch, 03. Juli 2013, 15:01
An: Verstand
Betreff: Gesamtsituation

Mein lieber Verstand,

ich, dein Körper, wende mich an dich, weil ich mit der Gesamtsituation unzufrieden bin und sie so ändern möchte, dass es uns beiden gut geht. Leider hast du auf meine Signale, die ich dir in den letzten Wochen und Monaten mehrfach zukommen ließ, nicht gehört. Vielleicht hast du sie nicht verstanden oder sie überhört, das kann ja auch sein. Du erinnerst dich aber bestimmt, dass ich dir viele Male einen Pfeifton in dein Ohr geschickt habe. Er ging nach Sekunden oder Minuten wieder weg, weil ich dachte, du hast mich gehört.

Das war ich, dein Körper, ich gebe es zu. Anscheinend hast du mich aber überhört oder nicht verstanden. Du lebst dein Leben weiter, als ob nichts passiert wäre. Ich wollte dir sagen, dass in deinem Leben etwas schiefläuft und dass mir deine Art zu leben schadet, und das kann ich nicht tatenlos hinnehmen. Aus diesem Grund habe ich dir ein permanentes Ohrgeräusch gegeben.

Diese Symptome verspürst du nicht aus Argwohn, wir sind ja schließlich ein Paar. Ich tat es, weil es mir nicht gut geht, und ich befürchte, dass alles noch viel schlimmer wird, wenn du nicht Veränderungen zu unser beider Wohl herbeiführst. Mein lieber Verstand, ich hoffe sehr auf dein Verständnis und lege mein körperliches Vertrauen in deine Hand. Ich möchte nicht, dass du dich mit den Ohrgeräuschen abfindest. Ich frage immer wieder nach. Ich lasse sie manchmal lauter werden oder auch abklingen, damit du das Gefühl nicht verlierst, wie es ohne diese Geräusche sein könnte. Du kannst mich natürlich auch weiterhin überhören oder soll ich besser sagen: ignorieren? Ich werde auf jeden Fall nicht aufgeben, das ist nun einmal meine Natur.

Ich mache dir keinen Vorwurf, denn viele Menschen handeln genau wie du. Hast du dir schon einmal die Frage gestellt, wieso die Pharmaindustrie Milliardenumsätze macht und die Arztpraxen überfüllt sind? Der Grund sind Menschen wie du, die einfach nicht zuhören und verstehen wollen, was ihnen ihr Körper mitteilen will. Wie die vielen anderen Kranken auch hörst du zwar, dass ich dir etwas sage, aber du hörst nicht genau zu.

Ich zeige dir wirklich alles das, was mir an deinem Verhalten und unserem Umgang nicht passt und nicht guttut. Es nervt dich bestimmt auch manches Mal, wenn ich dafür sorge, dass dein Herz rast, weil mir die Hektik zu groß wird, oder den Pfeifton im Ohr verstärke, weil ich so viele Informationen in so kurzer Zeit nicht verarbeiten kann und aus diesem Grund nicht aufnehmen will.

Glaubst du, ich tue das alles zum Spaß? Nein, ich tue das zu unserem Wohlbefinden. Wenn du aber nicht hören willst, ergreife ich andere Maßnahmen. Weil ich von Natur aus eher faul bin, suche ich mir natürlich nicht deine Stärken, sondern ich packe dich bei deinen Schwachstellen. Ich höre immer wieder den Satz: »Es liegt ja in deiner Familie, dass du dieses gesundheitliche Problem hast.« Sei dir sicher, ich, dein Körper, kenne deine Achillesferse, und dein Doping erschwert und verlangsamt mir die Aufklärungsarbeit nur etwas, es hält mich aber letztlich nicht auf. Zu den Drogen, die du zu dir nimmst, wollte ich dir schon seit Langem etwas sagen: Ich finde sie wirklich toll, weil sie mich völlig entspannen. Aber wenn dein Leben weiterhin so verläuft wie bisher und die Wirkung deiner Medikamente nachlässt, warum soll dann das körperliche Problem plötzlich verschwunden sein? Verändern sich etwa deine Probleme dadurch, dass du eine Nacht geschlafen hast und nicht über deine Probleme nachdenken musstest? Warum also soll mein Symptom verschwinden, wenn du es lediglich betäubst und mich für eine gewisse Zeit ruhig stellst?

Und wenn wir schon dabei sind, noch etwas: Ich habe in letzter Zeit zwei ungebetene Gäste, die hier für reichlich Unruhe sorgen, wie du mithören konntest. Irgendetwas da draußen ängstigt dich oder macht dich wütend. Ich vermute mal, es ist der Stress. Leider schaffst du es nicht, diese Gefühle draußen zu lassen. Als kurzzeitige Gäste habe ich mit ihnen auch kein Problem, obwohl ich sie nicht mag, aber auf Dauer richten sie Schaden in mir an. Transportiere sie also bitte wieder nach außen. Ich will nicht, dass das entsteht, was die Chinesen das »Leber-Feuer« nennen, denn das bereitet uns noch mehr Sorgen.

Aber so weit soll es eigentlich gar nicht kommen. Hast du dir schon einmal ernsthaft überlegt, dass wir Partner sind? Mehr noch als mit deinem Mann oder deiner Frau bist du mit mir verheiratet. Wir beide sind inniger miteinander verbunden, als du es je mit einem anderen Menschen sein kannst. Darum wundert es mich schon, dass du meine Belange so oft missachtest, mir kaum Aufmerksamkeit schenkst und mich nicht besonders gut pflegst. Das tust du zwar mit anderen Menschen, und auch meine Hülle behandelst du sehr pfleglich, aber das Innenleben vernachlässigst du.

Obwohl das alles vielleicht bedrohlich klingt, mache dir keine Sorgen. Ich bin nicht nachtragend und erhole mich meist recht schnell von Rückschlägen. Im Moment bin ich noch sehr gutmütig. Okay, die Hörstörungen nerven, aber das sollen sie auch. Dafür habe ich sie gemacht, aber wirklich bedrohlich für uns beide sind sie nicht. Solltest du allerdings unser Verhältnis nicht bald einmal grundsätzlich überdenken, werde ich dir Probleme bereiten, die du wahrscheinlich gar nicht kennenlernen möchtest.

Ich wünsche mir für unsere gemeinsame Zukunft, dass du mich als einen Teil deines Lebens wahrnimmst, mich akzeptierst und mir auch einmal Ruhephasen gönnst. Schließlich wollen wir beide doch dasselbe: gemeinsam und gesund alt werden. Auch wenn in der Vergangenheit einiges schiefgelaufen ist, lass uns jetzt neu anfangen und in eine ausgeglichene Zukunft starten. Du wirst schon sehr bald erfahren, wie gut es dir geht, wenn es auch mir gut geht.

Ein lieber Gruß
dein Körper

Vor vielen Jahren begann ich, mir Gedanken darüber zu machen, welche Möglichkeiten ich Tinnitus-Betroffenen anbieten kann, damit sie selbst aktiv werden und auf den Tinnitus einwirken können. Als Taiji-Qigong-Lehrer mit langjähriger Berufserfahrung habe ich erkannt, dass viele Methoden nicht alltagstauglich sind. Sie sind kompliziert zu erlernen, erfordern einen hohen Zeitaufwand oder lassen sich nicht in das alltägliche Leben integrieren, ohne für zusätzliche Belastungen zu sorgen. Einen von Terminen überfrachteten Alltag mit noch mehr Neuem zu belasten, ergibt nach meiner Erfahrung keinen Sinn. Da hilft auch der Verstand nicht, der einem sagt: »Ich weiß schon, dass ich etwas für mich tun müsste.« Wenn die Zeit fehlt und durch ein zusätzliches Training noch mehr Druck entsteht, werden Sie Ihren Gesundheitszustand nicht dauerhaft verbessern können. Besonders bei chronischen Erkrankungen erfordert eine Veränderung viel Zeit und Geduld.

Alle Mittel und Selbsthilfemethoden, die ich Ihnen in diesem Buch vorstelle, erfüllen das Kriterium der Alltagstauglichkeit. Sie werden schnell erkennen, dass die Übungen und Empfehlungen wirklich machbar sind und keine Lebensumstellung von Ihnen verlangen. Für das Verständnis Ihrer Situation möchte ich Ihnen ein paar neue Denkanstöße geben, und Sie werden erfahren, was Sie bereits durch eine Veränderung Ihrer Denkweise auslösen können.

Ich wünsche Ihnen viel Erfolg!
Ihr Frank Seefelder

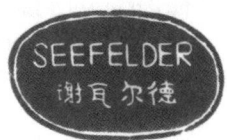

Einleitung

Tinnitus aurium (lat. »das Klingeln der Ohren«), kurz Tinnitus genannt, bezeichnet Innenohrgeräusche, die sich wie Pfeifen, Klingeln oder das Summen eines Insektenschwarms anhören können. Obwohl sie 10–20 Dezibel leiser sind als z. B. die Kaugeräusche beim Essen, stören sie uns und beeinträchtigen unsere Lebensqualität oft in erheblichem Ausmaß. Diese Geräusche gehören einfach nicht zu unserem normalen Leben, und ihr zeitweiliges oder auch dauerhaftes Auftreten wird als äußerst störend empfunden.

Wenn Sie nicht von Tinnitus betroffen sind, erinnern Sie sich bitte an das letzte Rock-Konzert oder eine ähnlich laute Veranstaltung, die Sie besucht haben. Sicherlich haben Sie danach, als Sie sich wieder in einer ruhigeren Umgebung befanden, noch für einige Zeit eine Art »Nachlärm« in Form von Klingeln oder Rauschen bemerkt. Stellen Sie sich nun einmal vor, solch ein Geräusch würde Sie ständig begleiten: beim Aufstehen, bei der Arbeit, in der Freizeit und beim Zubettgehen. So können Sie sich ansatzweise das Leben der Betroffenen vorstellen und verstehen, welch eine psychische Belastung Tinnitus darstellen kann.

Noch vor 20 Jahren galten Ohrgeräusche als Ausnahmeerscheinung und wurden nicht selten als Einbildung abgetan. Doch die Einstellung zu diesem Symptom hat sich grundsätzlich verändert, denn die etwa 2,5–8 Millionen Betroffenen in Deutschland können nicht als Hypochonder oder Einzelfälle bezeichnet werden. Ob die Zahl der Krankheitsfälle angestiegen ist, weil Tinnitus mittlerweile als Volkskrankheit akzeptiert wird und den Betroffenen der Gang zum Arzt daher leichter fällt, lässt sich nicht sagen. Ich vermute allerdings, dass tatsächlich immer mehr Menschen unter Hörstörungen leiden. Besonders auffällig ist, dass immer mehr junge Menschen, in den Praxen der Hals-Nasen-Ohren-Ärzte über das quälende Pfeifen klagen. Noch vor einigen Jahren lag der Altersdurchschnitt von Tinnitus-Patienten zwischen 40 und 50 Jahre. Die heute allgemein anerkannten Auslöser für Tinnitus sind:

◎ Entzündungen des Ohrs,

◎ Mittelohrerkrankungen wie die Otosklerose,

◎ virale und bakterielle Infekte,

◎ Hörsturz,

◎ Morbus Menière

◎ oder extreme Lärmbelästigung über einen kurzen oder längeren Zeitraum hinweg.

Generell haben viele Krankheitsbilder psychosomatische Komponenten, auf Tinnitus trifft dies mit Sicherheit zu. Die Annahme, dass Stress als Auslöser oder Verstärker der Symptome von Tinnitus gelten kann, hat sich in den vergangenen Jahren durchgesetzt. Gerade in Lebensphasen, in denen es einem Menschen nicht so gut geht oder er sehr unter Stress steht, steigt die Gefahr, dass sich der eigene Körper »zu Wort meldet«. Im Falle von Tinnitus macht er mit einem bestimmten Geräusch im Ohr, z. B. eine Pfeifton, auf einen Missstand aufmerksam.

Der menschliche Körper ist genial konstruiert, kann jedoch mit der rasanten Entwicklung, die das Leben in der modernen Gesellschaft nimmt, nicht mithalten bzw. sich nicht schnell genug anpassen. Im Laufe der nächsten Jahrzehnte werden die Menschen wahrscheinlich gelernt haben, besser mit Stress umzugehen und ihn leichter zu verarbeiten. Doch momentan sind die menschlichen Sinnesorgane offensichtlich noch nicht dafür geschaffen, eine solch immense Masse an Informationen aufzunehmen, wie sie das Leben in einer von Massenmedien geprägten Welt tagtäglich bietet. Aus diesem Grund ist es ratsam, sie zu schützen, damit sie durch eine Überforderung nicht an Leistungskraft verlieren. Das erreicht man am besten durch regelmäßige Erholungsphasen.

Wie sieht Ihr Tagesablauf aus der »Sicht« Ihrer Ohren aus? Nach dem Aufstehen schalten Sie vielleicht das Radio oder den Fernseher an. Der hektische und laute Berufsverkehr oder die quietschenden Bremsgeräusche der U-Bahn begleiten Sie zur Arbeit. Im Büro läuft das Radio, Telefone klingeln, Ihre Kollegen führen Gespräche. Während der Arbeitszeit sind Sie einem permanenten Geräusch- oder gar Lärmpegel ausgesetzt. Doch auch nach Feierabend, in der Freizeit, geht die Belastung durch verschiedenste Geräuschquellen oder gar Lärm weiter. In der Kneipe oder im Kino herrscht nicht gerade eine meditativ-ruhige Stimmung, und bei Konzertbesuchen oder Straßenfesten liegt eine gewisse Lautstärke in der Natur der Veranstaltung.

Nun überlegen Sie einmal, wann Sie Ihren Ohren zum letzten Mal ganz bewusst eine Auszeit gegönnt haben? Sie wissen es nicht? Damit sind Sie sicher nicht allein, denn so wie Ihnen geht es wahrscheinlich den meisten Menschen. Man legt sich hin, wenn man müde ist, aber was tut man, wenn die Ohren »müde« sind? Hellhörig, fast im wahrsten Sinne des Wortes, werden wir oft erst dann, wenn die Funktion der Ohren gestört ist bzw. ihre Leistungsfähigkeit nachlässt.

In der Organsprache deutet man Tinnitus folgendermaßen: Ein Betroffener hat einfach genug bzw. zu viel gehört. Als sich Tinnitus zur Volkskrankheit entwickelte, schienen besonders viele Menschen aus den sozialen Berufen anfällig zu sein. Sozialpädagogen, Psychotherapeuten und in medizinischen Heilberufen Tätige galten als besonders gefährdet, weil sie sich berufsbedingt »vieles anhören« müssen. Der Körper verhindert durch ein störendes, aber ungefährliches Pfeifen die dauerhaft akustische Überbelastung.

Psychosozial gesehen schafft jede Erkrankung einen Abstand zum Alltag und seinen Problemen, eine Distanz, die man auf andere Weise nicht erreichen kann oder will. Man möchte zwar nicht unbedingt bemitleidet werden, aber in einem Krankheitsfall erwartet man zumindest eine Rücksichtnahme der Mitmenschen. Eine Krankheit erzeugt einen Puffer, einen Freiraum, der von äußerem Druck entlastet und befreit.

Eine weitere Theorie zur Entstehung von Hörstörungen basiert auf dem natürlichen Zusammenspiel von Körper, Seele und Geist: Jede außergewöhnliche Situation löst Emotionen aus, wie z. B. Freude, Wut, Ärger oder Traurigkeit. Gedanken und Gefühle entstehen aus neurophysiologischer Sicht durch chemische Prozesse und Einflüsse auf die neuronalen Schaltkreise im Gehirn. Diese Aktivitäten verändern den Menschen. Aus der Sicht der Traditionellen Chinesischen Medizin, kurz TCM genannt, löst Stress Vorgänge aus, die über eine Reaktionskette bestimmte Körperbereiche schwächen und somit auch für das Auftreten von Ohrgeräuschen verantwortlich sein könnten.

Ein Sinnesorgan – viele Probleme! Auch die chinesische Medizin hat einige Auslöser für Tinnitus erkannt. Bevor es weitergeht, möchte ich zunächst einige Behauptungen über Ihre körperlichen und seelischen Schwachpunkte aufstellen und Sie darum bitten, diese auf ihren Wahrheitsgehalt hin zu überprüfen:

◉ Sie spüren von Zeit zu Zeit ein Benommenheitsgefühl im Kopf, das Ihnen vorübergehend ein klares Denken erschwert oder sogar unmöglich macht.

- Ihre feinmotorischen Fähigkeiten schätzen Sie als eher schlecht ausgeprägt ein.
- Sie haben Sensibilitätsstörungen.
- Sie leiden des Öfteren unter gynäkologischen Erkrankungen und Ihre Regelblutung ist eher schwach ausgeprägt.
- Sie leiden unter Prostatabeschwerden, Erektions- problemen oder Impotenz.
- Sie schwitzen, während Sie schlafen.
- Sie haben oft Schmerzen im Bereich der Lenden- wirbelsäule und des Kreuzbein.
- Sie neigen zu Hexenschuss.
- Ihr Urin ist meist hell und wird in großen Men- gen produziert.
- Sie sind sehr oft ängstlich und furchtsam, und diese Emotionen dominieren Ihre Gefühlswelt.
- Sie haben Ideen oder Pläne, doch leider fehlt es Ihnen für die erfolgreiche Umsetzung häufig an Entschlusskraft.
- Die Kraft und die Ausdauer, Begonnenes zu beenden, gehören nicht zu Ihren Stärken.
- Ihr Alltag wird begleitet von Nervosität.
- In der Zeit von 15–17 Uhr sind Sie besonders anfällig für die eben beschriebenen Probleme.

Wenn Sie dieses Buch nicht nur aus allgemeinem Interesse für das Thema heraus erworben haben, sondern selbst ein Tinnitus-Betroffener sind, werden Sie sich in einigen Aussagen wiedergefunden haben. Für eine Verbesserung Ihres Gesundheitszustands ist es wichtig, dass Sie das Buch nicht nur durchlesen, sondern sich die Inhalte auch erarbeiten. Reflektieren Sie den Text bzw. die Aussagen, und vergleichen Sie sie mit Ihrer Lebenssituation. Lösen Sie sich von Ihrer Fixierung auf die Ohrgeräusche, und verschwenden Sie keine Zeit und Energie damit, an sich selbst zu zweifeln. Selbstzweifel haben in Ihrem Heilungsprozess keinen Platz. Was Sie suchen und finden müssen, ist die Ursache Ihres Tinnitus. Jeder Erkrankung liegt ein inneres Problem zugrunde, und damit meine ich nicht eine Zellveränderung. Die Suche nach der Ursache muss viel tiefgründiger erfolgen.

Ich selbst habe durch das Qigong-Training ein gutes Körpergefühl gewonnen. Mein Körpergefühl ist für mich das Sprachrohr meiner Seele, und ich bin überzeugt von den Wirkungsmechanismen der Psychosomatik. Die Kanäle, über die mein Innerstes mit meinem Verstand kommuniziert, sind immer dieselben. Wenn ich eine verstopfte Nase oder einen Schnupfen habe, weiß ich, dass ich von einer bestimmten Situation oder einer Lebensphase »die Nase voll habe«. Es ist dann dringend an der Zeit, etwas zu verändern. Bereits dieses Wissen und die daraus entstehende Klarheit über mein weiteres Vorgehen sorgen dafür, dass meine Nase wieder frei wird.
Auch mein Rücken ist ein »Sprachrohr« meiner Seele. Er verkrampft sich und beginnt zu schmerzen, wenn ich

Zeiten großer Anspannung erlebe und sehr unter Druck stehe. Dieser psychische Druck scheint sich dann direkt auf meine Rückenwirbel und die Muskulatur zu übertragen. Wenn ich Rückenschmerzen verspüre, weiß ich genau, dass ich meine Art zu leben verändern und sie an die aktuellen Belastungen anpassen muss.

Fragen Sie sich einmal, welche Kommunikationskanäle Ihrem Körper zur Verfügung stehen. Obschon einige dieser Möglichkeiten mit Schmerzen oder Beschwerden verbunden sind, so können sie doch sehr hilfreich sein, weil sie der Suche nach der Ursache Ihres Tinnitus dienlich sind. Vielleicht ist es Ihnen noch nicht bewusst, aber dennoch existieren auch in Ihrem Körper gewisse »Schwachstellen«, Zipperlein, mit deren Hilfe Ihr Körper sich zu Wort meldet. Denn wenn er spürt, dass Ihr Leben so nicht weitergehen kann, ohne dass Sie dabei Schaden nehmen, wird er nicht aufgeben, Sie an diesen Umstand zu erinnern.

Hinterfragen Sie beispielsweise einmal Ihre gegenwärtige Lebenslage, wenn ein grippaler Infekt Sie dazu zwingt, das Bett zu hüten. Fragen Sie sich dann: »Was geschieht in meinem Leben, dass ich genau jetzt krank werde? Die Wochen und Monate zuvor war mein Körper auch schon Viren ausgesetzt – wieso zwingt er mich gerade jetzt zur Ruhe und zum Nachdenken?« Offensichtlich war Ihr Körper just zu diesem Zeitpunkt bereit, den Virus aufzunehmen. Also haben Sie in Ihrem Leben einen Punkt erreicht, an dem er etwas Bestimmtes nicht mehr akzeptieren kann und will. Indem er krank wurde, hat Ihr Körper letztlich also nur seine Aufgabe erfüllt, nämlich, Ihnen ein Zeichen zu senden. Nun sind Sie an der Reihe, die erforderlichen Rückschlüsse zu ziehen. Je schneller Sie das tun, desto eher besteht die Wahrscheinlichkeit, wieder zu genesen.

Für Ihre Suche nach der Ursache Ihrer Ohrgeräusche möchte ich Ihnen einige Denkanstöße geben. Kann es sein, dass Sie in der letzten Zeit Angst verspürt haben? Dies können begründete Ängste sein aber auch Befürchtungen, die sich nicht erklären lassen. Oder konnten Sie in der letzten Zeit nicht mehr gut mit Stress umgehen? Waren Sie unfähig, ihn angemessen zu kompensieren? Waren Sie nicht mehr in der Lage, Wut und Zorn mit entsprechenden adäquaten Mitteln auszudrücken und sich so innere Freiheit zu verschaffen? Fragen Sie sich noch nicht, warum es so gekommen ist, sondern werden Sie sich zuerst darüber klar, was die Ursache für Ihre Gefühlsregung ist. Hinterfragen Sie erst dann, wie es dazu kommen konnte.

Betreiben Sie Ursachenforschung, indem Sie nicht nur Fragen in den Raum stellen, sondern indem Sie sich selbst auch Ihren eigenen Fragen stellen. Analysieren Sie Ihren gegenwärtigen Zustand und Ihre Situation. Hinterfragen Sie, in wieweit Sie der Stress bereits im Griff hat und Ihren Alltag bestimmt. Werden Sie sich bewusst, welche »Dopingmittel« – ob vom Arzt verschrieben oder selbst verordnet – Sie einsetzen, um den Tinnitus und Ihre Stressanfälligkeit zu reduzieren und damit auch Ihr Gewissen zu beruhigen, weil Sie Ihre Lebensumstände ja nicht ändern. Vor allem aber erkennen Sie, wie Ihr Körper mit Ihnen zu kommunizieren versucht. Das ist keine leichte Aufgabe, aber eine sehr lohnenswerte, wie ich Ihnen aus eigener Erfahrung versichern kann.

Eine gute Hilfestellung, diese nonverbalen Kommunikation zwischen Seele, Geist und Körper wahrzunehmen und zu verstehen, gibt Ihnen dieses Buch. Lesen bzw. arbeiten Sie die Methoden zur Selbsthilfe aktiv und aufmerksam durch, und versuchen Sie, sich anhand der Anregungen und Übungen weiterzuentwickeln. Ich werde Sie immer wieder durch gezielte Fragen zum Mitdenken auffordern.

Doch sollten Sie nicht nur beim Lesen aktiv werden, sondern auch das Selbsthilfeangebot, das am Ende dieses Buches vorgestellt wird, in Ihrem Alltag umsetzen. Finden Sie heraus, welche Methode für Sie die richtige ist, denn eine positive Wirkung erreicht nur das Hilfsmittel, das Ihr Körper akzeptiert. Die Voraussetzung für die aktive Verbesserung Ihres Gesundheitszustandes ist, dass Ihr Geist und Ihr Gefühl Ihnen signalisieren:»Ja, das ist genau das Richtige für mich.« Lassen Sie sich bei dieser Suche Zeit, und experimentieren Sie mit den unterschiedlichen Anregungen und Übungen.

Zum Schluss dieses Kapitels möchte ich Ihnen noch eine kurze Anmerkung mit auf den Weg geben, damit Sie nicht enttäuscht werden und vielleicht viel zu früh aufgeben: Qigong-Übungen und Ernährungsanpassung sind zwei Methoden, die kausal auf das Symptom »Tinnitus« einwirken. Das bedeutet, Sie arbeiten an der eigentlichen Ursache. Trotzdem braucht es einiges an Zeit, ca. 2 Monate, bis sich die positive Wirkung der Übungen voll entfaltet hat und das energetische Gleichgewicht wiederhergestellt ist, sodass es etwas länger dauern kann, bis eine Linderung der Beschwerden spürbar wird. Ohrmassagen und Akupressur zeigen sehr schnell Wirkung und dienen somit im Notfall als Soforthilfe. Auch mit den Entspannungsübungen erhalten Sie schnell Abstand zum stressigen Alltag und lösen Ihre Fixierung auf den Tinnitus.

Stress

Der Einfluss von Stress wird stark diskutiert, aber kaum jemand weiß, welche erschreckenden Zahlen und Fakten dahinterstecken. Die Weltgesundheitsorganisation (WHO) sieht in Stress und Aids die größten Gesundheitsprobleme des 21. Jahrhunderts. In den Statistiken der Fehltage durch Krankheit nimmt Stress mit 50–60 % in Europa eine traurige Spitzenposition ein. Jeder Zehnte leidet beispielsweise unter stressbedingten Schlafstörungen. Die Belastung durch Lärm wird von 13 Millionen Deutschen als großer Stressfaktor angegeben. Im Berufsleben fühlt sich bereits jeder Vierte überfordert, und über 50 000 Menschen gehen Jahr für Jahr wegen psychischer Überlastung in Rente.[1]

Stress ist eigentlich ein evolutionäres Alarmsystem, das uns vor Schaden bewahren soll. Auf einen Stressreiz gibt es nur zwei Reaktionen: Angriff oder Flucht. Im alarmierten Körper laufen nach einem bestimmten Schema Reaktionen ab: Für das Überleben notwendige Funktionen werden vermehrt mit Energie versorgt, Unwichtiges wird gedrosselt, z. B. die Verdauung oder die Fortpflanzung. Die Herzfrequenz und der Blutdruck werden erhöht, der Kreislauf wird angekurbelt, und das

....

1   Vgl. dazu Jörg Blech: Die Heilkraft der Mönche. In: **Der Spiegel** Nr. 48/2008, S. 144ff.

Blut wird durch eine beschleunigte Atmung mit ausreichend Sauerstoff angereichert. Der Körper ist dann in der Lage, blitzschnell zu reagieren. Im Augenblick der Entscheidung, Kampf oder Flucht, wird die angestaute Stressenergie abgebaut und kompensiert. Stress wird für uns erst dann zum Problem, wenn dieser Abbau nicht erfolgt.

In unserer modernen Gesellschaft findet der Abbau von Stressenergien nicht mehr ausreichend statt. Bei einer Vielzahl von gesundheitlichen Störungen wird Stress als Auslöser oder zumindest Verstärker angesehen, dazu gehören natürlich Tinnitus, aber auch Kopfschmerzen, Migräne, Asthma, Neurodermitis, Fettsucht, Diabetes und Arterienverkalkung. Zu den häufigsten Symptomen der negativen Wirkung von Stress zählen Depressionen, Bluthochdruck, Rückenschmerzen und auch das Burn-out-Syndrom.

Stress – Risiko oder Lebensversicherung?

Es gibt den Spruch: »Wer keinen Stress hat, ist tot.« Wer aber zu viel Stress hat, stirbt sicherlich früher. Stress bleibt dann eine Lebensversicherung, wenn die durch die Alarmierung konzentrierten Energien wieder gleichmäßig verteilt und abgebaut werden, nachdem die Gefahr vorüber ist. Die geballte körperliche Kraft muss sich aber nicht im Kampf oder in der Flucht entladen, denn diese Reaktionen sind in der heutigen Gesellschaft nicht mehr angemessen. Oft genügt schon ganz bewusstes und intensives Ausatmen. Und auch das geschieht meist intuitiv.

Stellen Sie sich vor, Sie fahren Auto und plötzlich bremst Ihr Vordermann. Blitzschnell bremsen auch Sie und kommen einige Zentimeter vor dem vorausfahrenden Auto zum Stehen. Was tun Sie dann, ohne nachzudenken? Sie atmen intensiv aus. Vielleicht geben Sie dabei auch einen Laut von sich, oder Sie schreien die Anspannung hinaus. Stress scheint auf den ersten Blick unschädlich zu sein. Prinzipiell ist das auch so, wenn es Ihnen gelingt, die Anspannung zu kompensieren. Stress wird erst dann zum Gesundheitsrisiko, wenn der Abbau der konzentrierten Energien nicht mehr stattfindet.

Vielen von Ihnen sind diese Fakten vielleicht schon bekannt. Darum möchte ich an dieser Stelle auch nicht weiter über Theoretisches schreiben. Vielleicht helfen Ihnen aber einige Tipps dabei, wie Sie Ihren Alltag entschleunigen können, ohne dafür einen großen Aufwand betreiben zu müssen und vor allem ohne Lebensqualität einzubüßen.

Einfache Wege
zur Stressreduzierung

In Stresssituationen produziert der Organismus Hormone, die für das Überleben wichtig sind. Echte Lebensgefahr besteht im Alltag aber nicht so häufig, trotzdem erfolgt die bereits beschriebene Alarmierungsaktion mit allen Risiken und Nebenwirkungen. Stress kann auch zur Folge haben, dass der Mensch, der derart unter Druck gerät, mit Rücken- oder Gelenkschmerzen auf die Anspannung reagiert. Darum ist es wichtig, negativen Stress möglichst früh zu erkennen und ihn zu reduzieren. Wenn Sie die folgenden vier Fragen ehrlich beantworten, kommen Sie auf Ihrem Weg der Stressreduzierung ein ganz erhebliches Stück voran.

- Wer stiehlt Ihnen die Zeit?
- Welche Motivation begleitet Ihr Leben?
- Wie kostbar ist Ihnen Ihre Zeit?
- Was ist Ihnen wichtig?

Zeitdiebe

Was ist Zeit? – Ein Leben? Ein Jahrzehnt? Ein Jahr? Ein Tag? Zeit ist jeder Moment, und jeder Moment ist unwiederbringlich. Ist der Augenblick vergangen, können wir nichts mehr korrigieren – egal, was passiert ist. Darum ist die Zeit eines der wertvollsten Güter des Lebens überhaupt.

In manchen fernöstlichen Kulturen kommt dem Atem eine besondere Bedeutung zu. Man geht dort davon aus, dass ein Mensch zur Welt kommt und ab seiner Geburt der Countdown seiner Atemzüge läuft, die ihm bis zum Tod verbleiben. Aus diesem Grund haben Atemübungen eine solch große Bedeutung bei der Pflege und Erhaltung eines langen Lebens.

Welche Möglichkeiten haben Sie, Ihre Zeit optimal zu nutzen? Denn eines ist sicher: Wo es an Zeit fehlt, kommt zwangsläufig Stress auf. »Zeit für das Wesentliche« sollte Ihr Motto sein. Spüren Sie Ihre Zeiträuber auf. Überlegen Sie einmal, was Sie in den letzten beiden Tagen getan haben. Vielleicht auch nur, was Sie heute getan haben. Und notieren Sie Ihre Gedanken und die Zeiten, die Sie für die einzelnen Tätigkeiten gebraucht haben. Wählen Sie dabei die fünf wichtigsten Vorhaben und Tätigkeiten aus, und unterscheiden Sie zwischen Beruflichem, Familiärem und Ihren Hobbys.

Wenn Sie diese kurze Liste überdenken, prüfen Sie, welche Handlung Sie mehr Zeit gekostet hat, als Sie es erwartet haben. Fragen Sie sich auch, ob es diese Investition wert war. Wo haben Sie viel Zeit investiert, und am Ende kam nur wenig dabei heraus? Das ist der Weg, auf dem Sie auch zukünftig Ihre »Zeitfresser« entlarven und ausschalten können. Führen Sie diese Liste eine gewisse Zeit lang. Mit der Zeit werden Sie feststellen, dass es immer wieder die gleichen Aktionen sind, durch die Sie mehr Zeit vergeuden, als sie es wert sind.

Die ABC-Analyse

Die ABC-Analyse ist ein Analyseverfahren, das besonders im betriebswirtschaftlichen Kontext angewendet wird. Für Sie bedeutet es: Nicht alles, was für Sie von Bedeutung ist, erhält auch in Ihrer Zeitplanung einen entsprechend großen Rahmen. Andererseits werden Sie erkennen, dass Sie Nebensächlichkeiten oft viel Platz einräumen. Das sollten Sie ändern, denn sehr oft wird viel Zeit mit Unwichtigem vertan. Teilen Sie Ihren Tagesplan in folgende Kategorien ein: sehr wichtig, wichtig und unbedeutend.

Bei der ABC-Analyse betrachtet man zwei Werte (in unserem Fall: relative Menge und relativer Nutzen) und geht von folgenden Verhältnissen aus:

- Sehr wichtige Punkte machen nur etwa 15 %
  aller Aufgaben aus. Werden sie erfüllt, steht dem
  ein Nutzen in Höhe von 65 % gegenüber.

- 20 % der Aufgaben sind im Allgemeinen wichtig. Erfüllen Sie diese, steht dem ein Nutzen von
  20 % entgegen.

- Unbedeutend ist in der Regel 65 % dessen, was
  Sie sich notiert haben. Seine Erfüllung bringt für
  Sie nur 15 % Nutzen.

Für Ihre Zeitplanung bedeutet das: Geben Sie sehr
wichtigen Aufgaben pro Tag drei Stunden Zeit, den
wichtigen räumen Sie eine Stunde ein und den unbe-
deutenden nur etwa 45 Minuten.

Das Paretoprinzip

Das Paretoprinzip kennt man auch als 80-zu-20-Regel.
Es besagt, dass man mit einem Zeitaufwand von 20 %
(verwendet auf die wichtigen Aufgaben) 80 % der Ergebnisse erzielt. Die Voraussetzung ist natürlich, dass
diese 20 % der Zeit effektiv und konzentriert eingesetzt
werden. In der restlichen Zeit erreichen wir dagegen in
der Regel nur 20 % der Ergebnisse.

Unsere Psyche spielt natürlich eine große Rolle, wenn es um Erfolg, Misserfolg, Stress und Gelassenheit geht. Überprüfen Sie nach diesen Prinzipien jetzt noch einmal Ihren Zeitplan. Finden Sie heraus, welche Tätigkeiten Ihnen 80 % Erfolg bringen, und setzen Sie sie in Ihrer Prioritätenliste ganz nach oben. So stellen Sie sicher, dass Sie früh viel erledigen werden. Wenn Sie jetzt noch Ihre wechselnde Leistungsfähigkeit im Plan berücksichtigen, sehen Sie einer deutlich stressfreieren Zeit entgegen.

Der Lebens- und Leistungsrhythmus

Der Mensch ist von Natur aus nicht dafür geschaffen, immer gleichmäßig leistungsbereit zu sein. Es gibt Hoch- und Tiefphasen, die allerdings – je nach individueller Lebensweise – unterschiedlich ausgeprägt sein können. Aus diesem Grund sind manche Menschen schon am frühen Morgen fit, und die bekannten »Morgenmuffel« kommen erst gegen Mittag auf Touren. In der folgenden Tabelle sehen Sie eine Interpretation der Normkurve zur statistischen Ermittlung der Leistungsfähigkeit, die vom »Verband für Arbeitsgestaltung, Betriebsorganisation und Unternehmensentwicklung« – kurz REFA – erstellt wurde.[2]

....

2   Vgl. dazu Lothar J. Seiwert: **30 Minuten für optimales Zeitmanagement.** Offenbach 2008, S. 62.

Weil Ihre persönliche Lebensweise wahrscheinlich zur Verschiebung der Zeiten führt, zeigt die zweite Spalte nur die Zeitphasen an. Ermitteln Sie Ihren persönlichen Leistungsrhythmus, indem Sie die Zeit festlegen, in der Sie sich für absolut leistungsfähig halten. Daraus können Sie dann die weiteren Phasen und Zeiten ableiten.

Zeiten	Phase	Leistung in %	Tendenz
6–8 Uhr	1	100–120	steigend
8–10 Uhr	2	120–135	steigend
10–12 Uhr	3	135–130	fallend
12–14 Uhr	4	120–100	fallend
14–16 Uhr	5	100	stagnierend
16–18 Uhr	6	100–105	leicht steigend
18–20 Uhr	7	105–115	leicht steigend
20–22 Uhr	8	115–105	leicht fallend
22–24 Uhr	9	105–minus 90	stark fallend
24–2 Uhr	10	90–minus 30	stark fallend
2–4 Uhr	11	minus 30–minus 50	fallend
4–6 Uhr	12	minus 50–100	stark steigend

Überprüfen Sie anhand der Zeitphasen Ihren persönlichen Rhythmus. Bei den meisten Menschen liegt das Leistungshoch in den Stunden des Vormittags.

Mit der A-B-C Analyse und der 80-zu-20-Regel haben Sie Prioritäten gesetzt. Mit Ihrem Leistungszeitplan optimieren Sie nun Ihren Tagesplan, sodass Ihr Tag bedeutend stressfreier ablaufen sollte.

Beachten Sie den Grundsatz: Wer mit seiner Zeit umgehen kann, hat sein Leben im Griff. Er eilt nicht den Ereignissen in seinem Leben hinterher und hat dabei das ungute Gefühl, dass das Leben für ihn zu schnell ist.

Ziele

Nur, wer Ziele im Leben verfolgt, wird durch deren Erfüllung Glücksmomente erleben. Aber die Größe der Ziele sollte nicht darüber entscheiden, wie groß das Glücksgefühl ist – ganz im Gegenteil. Die Kunst im Leben ist es, sich über die kleinen Momente des Glücks zu freuen und nicht auf das ganz große Glück zu warten. Was auch immer das für Sie sein mag, es bringt zu wenig Freude für ein ganzes Leben mit sich.

Definieren Sie jeweils fünf Ziele in den Bereichen Beruf, Partnerschaft/Familie und Hobbys, und geben Sie sich für die Erfüllung der Ziele einen Zeitrahmen vor. Nehmen Sie sich für diese Aufgabe Zeit. Es ist keine leichte Aufgabe, **konkrete Ziele** zu benennen. »Ein besseres Leben«, »mehr Geld« oder »keine Sorgen mehr«, das sind pauschale Aussagen, die in Ihrer Liste keinen Platz haben. »Ich will **innerhalb des nächsten Jahres** 10 % mehr Geld verdienen«, »Ich will in den **nächsten zwei Jahren** heiraten«, »Ich möchte ab **sofort** mehr Zeit mit meinen Freunden verbringen«, oder langfristig: »In **10 Jahren** will ich in der Toskana leben«, das sind konkrete Ziele.

Haben Sie Ihre Ziele aufgeschrieben? Dann sortieren Sie sie nach der Wichtigkeit. Setzen Sie **Prioritäten**, und schon haben Sie einen konkreten Plan für Ihr Leben erstellt. Nichts im Leben ist in Stein gemeißelt – alles wandelt sich. Sehen Sie also Ihren Lebensplan nicht als unumstößliches Gesetz an, und passen Sie Ihre Wünsche den Veränderungen in Ihrem Leben an. Definieren Sie Ihre Ziele von Zeit zu Zeit neu, wenn Sie feststellen, dass einzelne an Wichtigkeit verloren haben oder vielleicht sogar ganz aus Ihrer Gedankenwelt verschwunden sind.

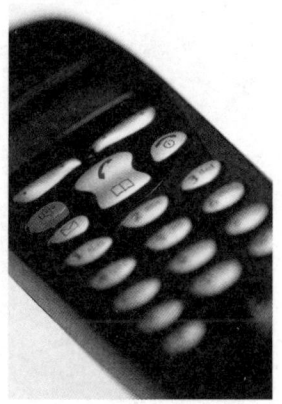

Handy aus

Ich weiß, das ist für die meisten Menschen eine unpopuläre Aussage, aber dauernde Erreichbarkeit ist ein großer Stressfaktor, der doch so leicht – im wahrsten Sinne des Wortes – auszuschalten ist. Oft ist uns diese Stressquelle völlig unbewusst, aber achten Sie einmal darauf, wie oft Sie auf Ihr Handy sehen, ohne das ein Anruf oder eine Nachricht eingegangen ist. Sie stehen unter Anspannung, z. B. weil eine eingehende Information Sie zum Handeln zwingen könnte oder Sie auf Neuigkeiten warten.

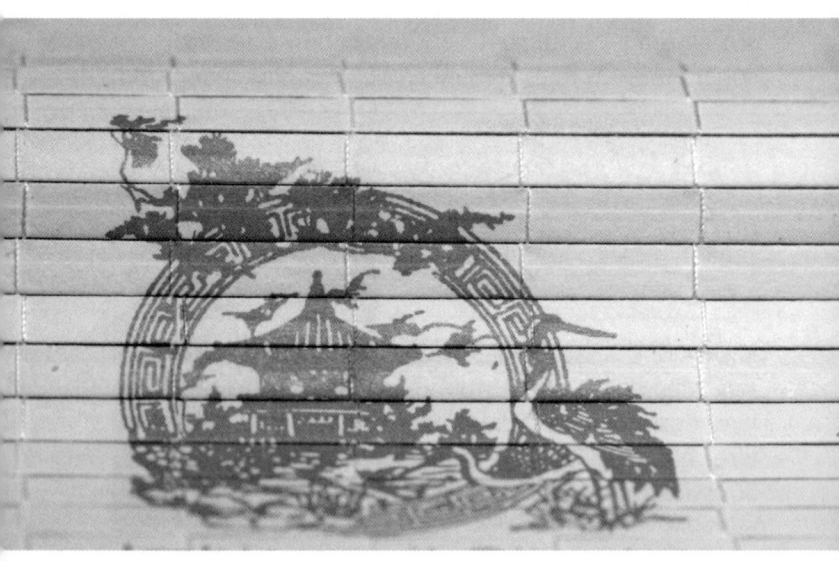

Die chinesische Gesundheitsphilosophie

Die Ganzheit

Die Hilfen, die ich Ihnen in diesem Buch vorstelle, basieren zum größten Teil auf den Lehren und Erfahrungen der chinesischen Gesundheitsphilosophie. Das Denken in dieser Philosophie ist grundsätzlich ganzheitlich, es bezieht immer den gesamten Menschen mit ein. Die Ganzheitlichkeit spiegelt sich auch in der Sprache wider, aber der Begriff wird zum Teil inflationär benutzt. Wenden Sie ihn vielleicht auch selbst an? Wenn ja, was meinen Sie damit? Was verstehen Sie darunter? Was bedeutet Ganzheit, und in welcher Form benutzen Sie den Begriff?

> »Wer einen Menschen tötet, zerstört ein ganzes Universum.«

Redensart aus Israel

Das Universum im Menschen besteht nach chinesischer Auffassung aus den drei Elementen Körper, Geist und Seele. Der Begriff Körper definiert sich als eine Konzentration von Knochen, Organen, Muskeln und Sehnen. Auch der Geist lässt sich noch rational erfassen, wenn er vereinfacht als Steuereinheit des Körpers angesehen wird. Wie aber kann das dritte Element, die Seele, das den Menschen erst zum Menschen macht, in ein verständliches Bild gebracht werden?

Die chinesische Philosophie hat ein sehr schönes Bild von der Seele gezeichnet. Sie betrachtet die Seele als Verschmelzung von Yin, der Erde, und Yang, dem Himmel – dies sind die zwei Seelen in einem »Seelengebäude«. Die Vereinigung der beiden Elemente ist der Akt, der die Entstehung von Leben darstellt. Solange diese Einheit besteht, lebt der Mensch, und die Trennung beider Seelen bedeutet unwiederbringlich seinen sofortigen Tod.

Die Yin-Hälfte ist der sterbliche Teil, die Yang-Hälfte dagegen ist unsterblich und übernatürlich. Das »Seelengebäude« selbst wird von zwei Energien beherrscht: der sterbliche Anteil von der erdigen, dunklen Energie, denn Yin ist die schattige Seite des Hügels, und die unsterbliche Seele wird von der Himmelsenergie erfüllt und erleuchtet, denn Yang ist die sonnige Seite des Hügels. Beim Tod kehrt die Yin-Seele zu ihrem Ursprung – der Erde – zurück. Dort zerfällt sie wie die menschliche Hülle und wird so wieder zu einem Bestandteil der Erde und zum Ursprung neuen Lebens. Misslingt diese Umwandlung, werden die Toten zu Dämonen, Gespenstern und Geistern. Es sind Wesen, die kein Menschenleben mehr führen, aber auch nicht zu ihrem Ursprung zurückkehren können.

Was geschieht mit der Yang-Seele? Der unsterbliche Teil wird nach der Trennung vom Körper durch die Atemenergie zum Himmel getragen und erstrahlt dort als helles Licht. Dieser Glaube ist der westlichen Gesellschaft nicht so fremd, wie es auf den ersten Blick erscheinen mag. Stirbt ein Mensch, haucht er umgangssprachlich sein Leben aus, und der finale Atemzug beendet das irdische Dasein.

Das verbindende Element zwischen Körper, Geist und Seele ist die Energie. Sie sorgt für die geistige Klarheit, die zur Stabilisierung des Körpers und seiner Funktionstätigkeit notwendig ist. Aus dieser Harmonie heraus entstehen das seelische Wohlbefinden und das ganzheitliche Gefühl, mit sich und der Welt im Reinen zu sein. Sind alle Elemente zu einem harmonisch aufeinander abgestimmten Ganzen vereint, ist man gesund. Bei einer Krankheit ist das Verhältnis zwischen den Elementen unharmonisch.

Ganzheitlichkeit ist auch eine wichtige Komponente für Ihr Berufs- und Privatleben. Besonders auf Ihre Gesundheit bezogen sollten Sie auf eine ganzheitliche Lebensweise achten. Erklären Sie sich einmal die Bedeutung des Satzes: »Ich bin gesund.« Wann würden Sie von sich behaupten, dass Sie gesund sind? Tendieren Sie dazu, Gesundheit an körperlichen oder geistigen Faktoren zu bemessen? Auf die Frage nach der Definition von »Gesundheit« antworten die meisten Menschen ganz spontan: »Gesundheit bedeutet, nicht krank zu sein.« Doch Gesundheit bedeutet noch vieles mehr. Die Weltgesundheitsorganisation hat versucht, den Begriff unter einem ganzheitlichen Aspekt zu erklären. Sie kam 1948 dabei zu folgender Definition:

»Gesundheit ist der Zustand völligen körperlichen, geistigen und sozialen Wohlbefindens und nicht nur das Freisein von Krankheit und Gebrechen.«

Die Psychosomatik (griech. »psyche« bedeutet »Geist«, griech. »soma« bedeutet »Körper«) stellt den Bezug zwischen geistigen und körperlichen Reaktionen her. Eine psychosomatische Gesundheit ist die Folge des ausgewogenen Zusammenspiels aller Kräfte im Menschen. Unter einer psychosomatischen Erkrankung versteht man Krankheiten, bei denen körperliche Beschwerden stark oder ausschließlich vom psychischen Befinden des Patienten beeinflusst werden. Beim phasenweise oder dauerhaften Auftreten von Tinnitus, wie auch bei der vermeintlichen höheren Lautstärke, hat die Psyche eine entscheidende Einfluss. Sie nimmt unterbewusst die zu großen Einwirkungen wahr und löst als Selbstschutzaktion Ohrgeräusche aus, die verhindern soll, dass weitere Informationen den Körper belasten.

Yin und Yang – die untrennbaren Gegensätze?

Obwohl die Begriffe Yin und Yang aus dem östlichen Kulturkreis stammen, werden Sie sie kennen oder zumindest schon einmal von ihnen gehört haben. Doch welche Bedeutung haben sie? Das globale Lebensprinzip, nach dem alles zwei Seiten hat, ist so alt wie die Menschheit. Die wichtige Einteilung in Phasen der Aktivität und in Zeiten der Ruhe ist die Grundlage aller natürlichen Vorgänge. Der Wechsel von Tag und Nacht bestimmt für die meisten Menschen das Leben. Ebbe und Flut bilden die zwei Pole innerhalb der Einheit der Gezeiten. Erst die Dualität von Dingen ermöglicht ein Einordnen und gibt ihnen eine klare Struktur. Ohne »unten« gibt es keinen Gegenpol zu »oben«, ohne Innen kein Außen, ohne Kälte keine Wärme usw.

Ein chinesisches Denkmodell

Die Chinesen nannten die beiden gegensätzlichen und untrennbaren Pole »Yin« und »Yang«. Diese Bezeichnungen entlehnten sie Beobachtungen in der Natur. Sie wollten wiederkehrende, natürliche Abläufe erkennen und das Wissen zum Vorteil der Menschen nutzen, vor allem in der Landwirtschaft. Die Erkenntnisse aus den natürlichen Wandlungsphasen ermöglichten es ihnen, sich rechtzeitig auf Veränderungen einzustellen und auf Schäden vorzubereiten.

Das Bild, aus dem die Chinesen die Theorie des Yin und Yang ableiteten, war ein Hügel, der von der Sonne beschienen wurde. Die schattige Seite wurde Yin und die Sonnenseite Yang genannt. Die Nacht als Schattenseite des Tages wurde dem Yin zugeordnet, während der helle Tag im Zusammenhang mit dem Yang steht. Mit dem Yin sind »unten« und die Erde verbunden, während das Yang »oben« und den Himmel darstellt. Das Symbol für Yin und Yang haben Sie sicherlich schon einmal gesehen.

Von großer Bedeutung für die Lehre von der menschlichen Funktionsweise war die Festlegung des Yin als weiblichen Prinzips, das der nährenden, bewahrenden und schließenden Funktion entspricht. Auch im westlichen Kulturkreis spricht man von der »Mutter Erde«.

Yang dagegen ist das männliche Prinzip mit den Tätigkeiten: Öffnen, Voranstreben und Ausgeben.

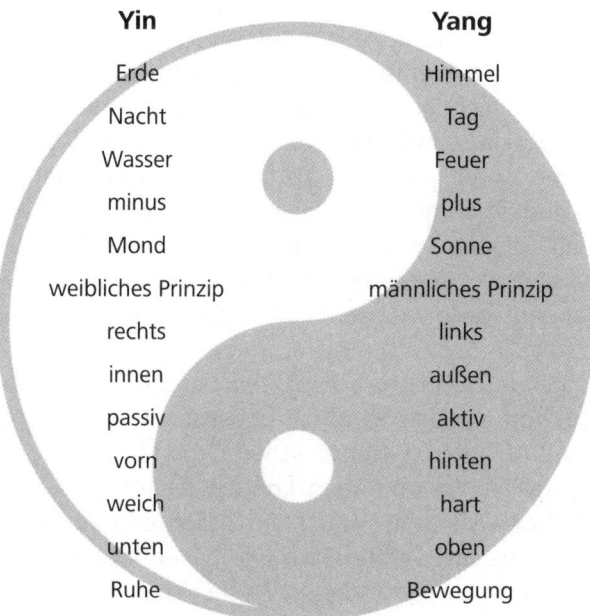

Yin	Yang
Erde	Himmel
Nacht	Tag
Wasser	Feuer
minus	plus
Mond	Sonne
weibliches Prinzip	männliches Prinzip
rechts	links
innen	außen
passiv	aktiv
vorn	hinten
weich	hart
unten	oben
Ruhe	Bewegung

Im menschlichen Körper findet man diese Prinzipien im vegetativen, dem unwillkürlichen, Nervensystem und in dem aktiven Teil, dem Sympathikus, wieder. Der Sympathikus sorgt für die Bewegung im Körper. Herzschlag, Atmung und verschiedene Stoffwechselvorgänge werden beschleunigt, wenn Yang dominiert. Der passive Part des Vegetativums, der Parasympathikus, beruhigt die Aktivitäten, damit sich der Organismus

regenerieren kann. Nur wenn Sympathikus und Parasympathikus harmonieren, ist die Gesundheit des Menschen gesichert.

Die TCM schuf in Anlehnung an Yin und Yang den
Leitsatz vom dynamischen Gleichgewicht. Yin und Yang
stehen sich nicht als starre Pole gegenüber, sondern sind
vielmehr sich wandelnde Formen. Im stärksten Yin ist
auch ein Anteil von Yang zu finden, und das stärkste
Yang enthält immer einen kleinen Anteil von Yin. Diese
kleinen Gegengewichte in den Extremzuständen spiegeln sich im Yin-Yang-Symbol in dem kleinen schwarzen
beziehungsweise weißen Punkt wider.

Unter medizinischen Aspekten beschreibt das Verhältnis von Yin und Yang die gegensätzlichen Strukturen und Abläufe im menschlichen Organismus. Nur die
Gegenspieler Yin und Yang können das große Ganze,
die Einheit »Mensch«, entstehen lassen und am Leben
erhalten. Sie sind veränderlich und bilden eine untrennbare Einheit, die durch dieses Wechselspiel zum Funktionieren des Ganzen beiträgt.

Die Energie

Eine naturwissenschaftliche Betrachtung

Bei Selbsthilfestrategien geht es immer wieder um die Korrektur eines energetischen Missverhältnisses im Körper. Solch eine energetische Verschiebung ist die Ursache für Tinnitus. Ein Grundverständnis von Energie ist wichtig, damit Sie Ihre Selbstheilungspotenziale aktivieren können und ihnen vertrauen. Haben Sie sich schon einmal gefragt, was die Energie des Menschen ist, woher sie kommt und wie sie funktioniert? Was sind der Ursprung und das Wesen der Energie? Dies sind Fragen, die sich Wissenschaftler aus allen Kulturkreisen seit langer Zeit stellen. Was stellen Sie sich unter Energie, besonders unter der menschlichen Energie vor?

Die Meinungen und Theorien zu diesem Thema sind zwiespältig und eng mit der persönlichen Ideologie verknüpft. Ein naturwissenschaftlicher Ansatz zur Erklärung der »Energie« ist das Gesetz des Magnetismus. Es besagt, dass zwischen einem Plus- und einem Minuspol ein Spannungsfeld besteht, das eine messbare Energie in Form von Schwingungen erzeugt. Albert Einstein vermutete, dass alles, was man als Materie wahrnimmt, im Grund nichts anderes ist als eine hohe Konzentration von Energie auf kleinstem Raum. Seine Schlussfolgerung war, dass komprimierte Energie immer eine bestimmte Form erhält – die Materie. Folgt man seiner Theorie, ist der Mensch das »Energiebündel«, mit dem man bestimmte Menschentypen umgangssprachlich bezeichnet. Sie erkennen, dass Einsteins Theorie und die Annahmen der TCM übereinstimmen.

Die moderne Wissenschaft unterstützt diese Theorie. Tatsächlich strahlt der Mensch ein messbares, elektromagnetisches Feld ab. Er reagiert auf Schwankungen der Schwingungsfrequenz. Das zentrale Lebensprinzip könnte die zwischen zwei Polen erzeugte Schwingung sein. Wenn die »Chemie« zwischen zwei Menschen stimmt, liegt auch ein harmonisches Miteinander der Schwingungsmuster vor. Der Mensch scheint bis in sein tiefstes Inneres zu fühlen, ob sein Gegenüber ein passendes oder eher abstoßendes Energiefeld umgibt. Dies könnte man auch als Intuition des Menschen beschreiben. Eine naturwissenschaftlich fundierte Erklärung für dieses Phänomen existiert nicht.

Die chinesische Kultur beschäftigt sich mit diesem Thema seit Tausenden von Jahren und bezieht dabei vor allem zwei maßgebliche Komponenten ein: den Mikrokosmos Mensch und den Makrokosmos Natur. Zwischen der »kleinen« und der »großen« Welt finden beständig Transformationen statt, wobei sich der Mensch und die Natur gegenseitig beeinflussen.

Welche Ziele Sie in Ihrem Leben verfolgen und was Sie für sich erreichen wollen, die wichtigste Voraussetzung für das Gelingen Ihrer Pläne ist die Überzeugung, sich selbst vertrauen zu können. Vertrauen kann man jedoch nur erlangen, wenn man Dinge versteht. Gerade die TCM mit ihren philosophischen Denkmodellen und Grundannahmen, ist dem westlichen Kulturkreis fremd. Für das Verständnis der Körperfunktionen beziehungsweise, im Krankheitsfalle, seiner Fehlfunktionen bedarf es einiger Erläuterungen zu den Grundbegriffen und Denkweisen in der TCM.

Chinesische Ansichten und Einsichten zur Energie

Die Energielehre beruht auf den zwei Grundkomponenten: dem Mikrokosmos Mensch und dem Makrokosmos Natur, der auch den Himmel und die Erde beinhaltet. Zwischen diesen beiden Welten finden Transformationsprozesse statt. Im Menschen versorgt die Energie die Organe und das Gewebe, und sie erhält die Körperfunktionen aufrecht. Der Mensch schöpft seine Energien aus dem Makrokosmos. Er existiert als kleiner Teil davon und ist von ihm abhängig.

In dieser Vorstellung sind sich die naturwissenschaftlichen und die chinesischen Auffassungen nahe. Sie gehen von zwei gegensätzlichen Polen aus, die Kräfte entstehen lassen, die das Leben der Menschen beeinflussen. Der naturwissenschaftliche Ansatz bezieht sich

z. B. auf den Magnetismus mit dem Plus- und dem Minuspol. Die chinesische Lehre hingegen bezieht sich auf die Erd- und die Himmelsenergie, das Yin und das Yang.

Das »Qi«

Der chinesische Begriff »Qi« (ausgesprochen »tschi«) bezeichnet die antreibende Lebenskraft, es gibt im Deutschen allerdings keine eindeutige Übersetzung für ihn. Einige gängige Interpretationen sind: Energie oder Lebensenergie, Vitalkraft, aber auch die Bezeichnungen Atem, Luft oder Hauch.

Was ist Qi? Qi ist etwas, dessen Form und Stoff nicht zu sehen ist, das aber diese (Form und Materie) wechselseitig bewegend beeinflusst.[3] Diese Erklärung erscheint auf den ersten Blick verwirrend, aber nach mehrmaligem Lesen erschließt sich die umfassende Bedeutung der Definition. Beim Qi handelt er sich um die antreibende Kraft des Lebens, welche die Organe und das Gewebe versorgt und deren Funktionen aufrechterhält. Es ist aber keine Kraft, die ausschließlich im menschlichen Organismus existiert. Vielmehr ist es ein allumfassendes Phänomen, das den Makrokosmos Natur und den Mikrokosmos Mensch bestimmt. Der Mensch schöpft seine Kraft nach chinesischer Ansicht aus der makrokosmischen Energie. Er existiert als Teil des Ganzen, ist von der umgebenden Energie abhängig und wird von deren Veränderungen beeinflusst.

....

3 Vgl. Erich W. und Ilse R. Stiefvater: **Chinesische Atemlehre und Gymnastik**. 3. erweiterte Auflage. Heidelberg 1985, S. 31.

Jeder Energieverlust, der durch Bewegung oder die Umwandlung von Energie entsteht, wird von der Natur ersetzt. Die Voraussetzung dafür ist, dass die Natur und der Mensch »funktionieren«. Wenn das »Qi« fließt, bedeutet diese Bewegung einen dauerhaften Transformationsprozess, ein permanentes Verschieben der Energieverhältnisse im Körper. Je nachdem, wo in der aktuellen Situation Energie benötigt wird, zieht der Organismus sie aus eher passiven Teilen. Steigen die Yin-Anteile, so verliert Yang an Kraft, und umgekehrt. Dieses dynamische Verhältnis ermöglicht ein harmonisches, inneres Gleichgewicht, das einem ständigen Wandel unterzogen ist.

Gelingt es, diese innere Bewegung aufrechtzuerhalten, zum Beispiel mit Qigong, ist der Mensch gesund und leistungsfähig bis ins hohe Alter hinein. Das »Qi« ist ein Überbegriff für Energie. Es existiert in verschiedenen Formen mit unterschiedlichen Wirkungsmechanismen, Aufgaben und Ursprüngen:

Es gibt das **nach der Geburt erworbene »Qi«**. Dies sind die Energiequellen, die Sie Ihr Leben lang begleiten, und aus denen Sie täglich neue Kraft schöpfen. Die Erde stellt Ihnen Energie in Form von Nahrung bereit. So tauschen Sie verbrauchte Energie gegen neue aus, und Sie atmen Himmelsenergie ein. Die Erd- und die Himmelsenergie haben günstige, aber auch negative Einflüsse. In welcher Weise sie wirken, liegt in Ihrer Hand.

Wir alle erhalten aber auch eine **Basisenergie** gewissermaßen als »Proviant« mit auf den Lebensweg. Diese Basisenergie besteht aus zwei Formen:

- Das primäre Qi erhält der ungeborene Mensch von seiner Mutter im Mutterleib.
- Das Essenz-Qi führt bereits in einem früheren Stadium zur Entstehung des Lebens. Sie können es sich als die ursprüngliche, bewegende Kraft des Daseins vorstellen.

Die Fünf-Elemente-Wandlungsphasen

Eine der Grundlagen der chinesischen Kultur ist die mehr als 2000 Jahre alte Lehre, die sich an den Fünf Elementen und deren Wandlungsphasen orientiert. Alle Bewegungen der Energie unterliegen einem natürlichen Rhythmus. In diesem Kapitel erkläre ich Ihnen die Verbindungen der Funktionskreise untereinander.

Metall ... Westen
Wasser .. Norden
Holz ...... Osten
Feuer .... Süden
Erde ...... Zentrum

Wie kam es zu der Zahl Fünf? Die erste zentrale Zuordnung innerhalb dieses Systems erfuhren die Elemente durch die vier Himmelsrichtungen, die von einem Zentrum ausgehen. Die Erde steht dabei im Mittelpunkt, weil alle anderen Elemente aus der Erde hervorgehen. Auch im westlichen Kulturkreis ist die Erde die »Mutter der Natur« und der »Ursprung allen Lebens«. Die Erde bringt Mineralien hervor, aus denen Metall entsteht. Aus den Quellen der Erde sprudelt das Wasser. Der Boden der Erde lässt das Holz wachsen. Durch die Vulkane der Erde dringt das Feuer an die Oberfläche. Fünf Zuordnungen sind ausreichend, um alle grundsätzlichen Aspekte und Wandlungen des Lebens zu beschreiben. Alle weiteren Formen sind das Produkt von Mischungen oder die Variation des Elements.

Die zwei Gesetze der Elemente-Lehre

Die Fünf-Elemente-Lehre geht von zwei Bewegungsrichtungen aus. In der Medizin erklären die Zyklen den Ablauf und die natürlichen Verbindungen und Kontaktstellen. In der Praxis bilden die organischen Funktionen und Zusammenhänge innerhalb der Elemente den Ansatz für die Behandlung einer Erkrankung.

Der Ernährungsrhythmus

Dieser Kreislauf lässt sich im Uhrzeigersinn lesen. Er verfolgt einen nährenden Zweck und wird auch »Mutter-Sohn-Prinzip« genannt. Dieses Prinzip bedeutet beispielsweise folgenden Leitsatz: Das Element Wasser ist die Wurzel des Elements Holz und damit seine Mutter, weil Holz für das Wachstum Wasser benötigt.

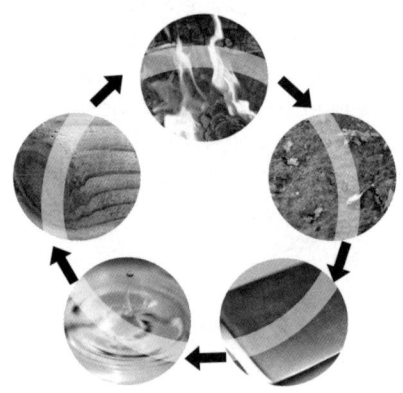

Zuordnungen zu den Leitsätzen

- Metall ist der Ursprung des Wassers.
- Wasser ernährt das Holz.
- Holz ist die Basis für das Feuer.
- Feuer ernährt die Erde.
- Erde ist der Ausgangspunkt für die Entstehung von Metall.

Zuordnungen in der Natur

- Metalle erzeugen Wasser.
- Wasser lässt Holz wachsen.
- Holz verbrennt, es entsteht Feuer.
- Aus der Asche des Feuers entsteht neue Erde.
- Aus den Mineralien der Erde entsteht Metall.

Der Kontrollrhythmus

Wie der Name schon sagt, beschreibt dieses Prinzip die Kontrolle der Energieumwandlung. Der Kontrollrhythmus sorgt für ein harmonisches Gleichgewicht, indem er den Energiefluss begrenzt. Besonders im Sommer, wenn durch Wärme und Hitze viel Energie auf den Menschen wirkt, ist er wichtig. Er verhindert einen übermäßigen Anstieg von Energie. Die Leitsätze zu diesem Kreislauf beispielsweise: Das Element Metall kontrolliert das Element Holz oder begrenzt die Energie des Holzes.

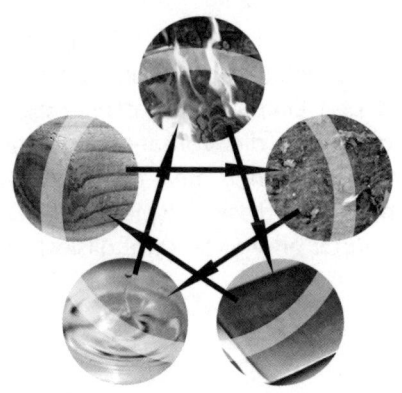

Zuordnungen zu den Leitsätzen

◎ Metall kontrolliert Holz.

◎ Holz hält die Energie der Erde in ihren Grenzen.

◎ Die Erde kontrolliert das Wasser.

◎ Das Wasser begrenzt die Energie des Feuers.

◎ Das Feuer kontrolliert das Metall.

Zuordnungen in der Natur

◎ Metall schneidet Holz.

◎ Holz »verbraucht« Erde für sein Wachstum.

◎ Erde kontrolliert das Wasser.

◎ Wasser löscht Feuer.

◎ Feuer schmilzt Metall.

Drei Beispiele

Die Zusammenhänge in der Fünf-Elemente-Lehre sind nicht einfach zu verstehen. Darum habe ich folgende Beispiele mit den Elementen Wasser, Holz und Metall erarbeitet, die Ihnen die Vorgänge und mögliche Ursachen von körperlichen Reaktionen darstellen. Die Grundannahmen für diese Beispiele sind: Das Element Metall wird durch eine Säge symbolisiert, die auf eine

Schnitthöhe von zwei Metern eingestellt ist, weil das Holz eines Baumes abbricht, wenn es höher wächst. Das junge Holz ist jetzt einen Meter hoch.

Beispiel 1
Das Holz erhält zu wenig Wasser, darum wächst es nicht. Fazit: Das Element Wasser muss gestärkt werden, damit es seine Aufgabe als »Mutter« des Holzes erfüllen kann und das Holz wächst.

Beispiel 2
Das Holz wird gleichmäßig bewässert, es wächst und gedeiht. Es überschreitet die 2-Meter-Grenze und könnte jederzeit abbrechen. Das Kontrollorgan Metall kappt die Spitze, und die Gefahr ist gebannt. Fazit: Die Wasser-funktion ist in Ordnung, und das Holz wird ausreichend versorgt. Metall arbeitet entsprechend seiner Funktion.

Beispiel 3
Das Holz wird viel zu stark gegossen, es wächst rasend schnell. Das Element Metall muss ständig die Spitzen schneiden, damit das Holz nicht abbricht. Fazit: Das Element Wasser muss begrenzt werden, denn das Holz wächst zu schnell. Auch das Element Metall arbeitet über das normale Maß, wie in Beispiel 2 erläutert, und kann so selbst geschwächt werden.

Meridiane – Wege der Energie

An dieser Stelle möchte ich Sie wieder zum Mitmachen anregen. Sicher kennen Sie den Begriff »Meridian«. Haben Sie sich einmal Gedanken darüber gemacht, was er bedeutet? Was wissen Sie über die Meridiane? Wie stellen Sie sich einen Meridian vor? Was sind seine Funktionen?

Der Ursprung der Meridian-Lehre liegt in China, einem Land mit vielen Flussläufen. Ausgeklügelte Bewässerungssysteme werden dort seit langer Zeit in der Landwirtschaft benutzt. Ohne außergewöhnliche Einflüsse funktioniert die gleichmäßige Bewässerung, und die Ernte ist ertragreich. Hitze und Regen sind natürliche Störfaktoren, die dieses System am stärksten beeinflussen und verändern. Bei einer langanhaltenden Hitze werden Flüsse zu Bächen, Bäche zu Rinnsalen, letztlich versiegt das Wasser, und es entstehen Dürreschäden. Zu viel Regen lässt die Flüsse über die Ufer treten, und das Hochwasser überflutet die Felder und vernichtet die Ernten. In beiden Fällen ist das Gleichgewicht der Natur erheblich gestört, und es kommt zu Ausfällen.

Diese Beobachtungen aus der Natur lassen sich auch auf den Menschen übertragen. Ein Prinzip des chinesischen Gesundheitsdenkens ist es, dass sich der Makrokosmos im Mikrokosmos widerspiegelt. Das Große, die Natur, findet sich im Kleinen, dem Menschen, wieder.

Der Körper ist der »Acker«, und die Meridiane sind die »Bewässerungsstraßen«. Erfolgt die Energieverteilung in einem gleichmäßigen Fluss und auch in einem ausreichenden, aber nicht zu hohen Maße, ist der Mensch gesund und leistungsfähig. Kommt es durch äußere Einflüsse aber zu einem Energiemangel oder einem -überschuss, verändert sich das innere Gleichgewicht und es ergeben sich gesundheitliche Probleme.

Damit die Energie in alle Bereiche des Körpers vordringen kann, existieren diese Energiebahnen. Man kennt sie nicht nur als »Meridiane«, sondern auch als »Leitbahnen« oder »Reizleitungen«. Ein Meridian ist kein anatomisches Gefäßsystem, wie beispielsweise eine Blutbahn, sondern eine Aneinanderreihung von Akupunkturpunkten, die in einem funktionellen Zusammenhang miteinander stehen. Wie auf einer Perlenkette fügen sich korrespondierende Akupunkturpunkte zu einer Funktionseinheit zusammen. Diese Einheit, bestehend aus zwei Meridianen, ist dann für ein bestimmtes Aufgabengebiet zuständig und erfüllt eine übergreifende Funktion. Der Funktionskreis »Lunge« beispielsweise ist zuständig für die Abwehrkraft. Gleichzeitig werden die entsprechenden Organe über die beiden Meridiane des Funktionskreises – Lungen-Meridian bzw. Dickdarm-Meridian – energetisch versorgt. Die Meridiane verbinden die Organe also mit der Körperoberfläche.

Gibt es Beweise für die Existenz der Energiebahnen?

Das Wissen über die Verläufe und Wirkungen der Energiebahnen basiert auf Erfahrungen. Bis heute ist die Forschung über die Meridiane und die menschliche Energie nicht abgeschlossen. Da es sich bei der TCM um eine chinesische Volksmedizin handelt, wird besonders intensiv nach Beweisen für die Existenz der Meridiane gesucht. Meine Qigong-Ausbilderin hat mir ganz erstaunliche Fotos von Ergebnissen von Forschungen chinesischer Ärzte gezeigt. Beispielsweise sah ich ein Foto von einem dunklen Rücken und Armen. Danach zeigte sie mir dieselben Körperteile noch einmal, und man konnte einen hellen Lichtstreifen auf den Armen und der Wirbelsäule erkennen. Sie erklärte mir, dass die Fotografien Körperpartien eines geübten Qigong-Schülers vor und nach dem Training zeigen.

Dass die Energie und die Meridiane nicht nur in der Vorstellung existieren und einen suggestiven Einfluss auf den Menschen haben, sah ich auch auf weiteren Fotografien. Ein Bild zeigte eine Szene einer Schilddrüsenoperation an einem Mann, der keine Narkose oder Akupunktur erhalten hatte. Auf dem Bild war ein Qigong-Meister zu sehen, der zwei Meter vom Operationstisch entfernt stand und seine Zeige- und Mittelfinger auf den Patienten richtete. Dr. Wang erklärte mir, dass das Qi des Meisters die Schmerzfreiheit des Patienten ermöglichte. Ein anderes Foto zeigte den Mann, wie er direkt nach der Operation zwischen seinen Ärzten stand.

Diese Schilderung mag für Sie vielleicht unglaublich klingen, aber meine Ausbilderin ist eine sehr bodenständige Ärztin und war bei dieser Operation anwesend. Einen wichtigen Teil zur Aufklärung des Phänomens der Energiebahnen trugen auch französische Wissenschaftler bei. Sie injizierten einem Patienten an bestimmten Punkten ein radioaktives Kontrastmittel ins Bein. Mithilfe einer speziellen Kamera verfolgten sie die Bewegungen der Radioaktivität im Körper über mehrere Stunden hinweg. Ihr Ergebnis bestätigte die klassischen Meridianverläufe.[4]

Einen spürbaren Eindruck von den Meridianverläufen können Sie sich auch selbst verschaffen. Die Stimulation bestimmter Punkte ruft bei vielen Menschen ein besonderes Gefühl für den Energiefluss hervor. Sie beschreiben die Wege der Reizleitung, die den klassischen Verläufen der Meridiane entsprechen. Vielleicht entwickeln Sie dieses Gefühl bei der Selbstmassage, die ich Ihnen in diesem Buch beschreibe.

....

4 Carl-Hermann Hempen: **dtv-Atlas zur Akupunktur**. Tafeln und Texte. München 1995, S. 279.

Allgemeines über die Meridiane

Es gibt zwölf Hauptmeridiane, die auch als die regulären Meridiane bezeichnet werden. Diese Leitbahnen verlaufen paarig, d. h. spiegelbildlich in der rechten und der linken Körperhälfte. Außerdem gibt es zwei unpaarige Meridiane in der Körpermitte und eine Vielzahl von Querverbindungen und Netzbahnen, deren Verläufe und in diesem Buch nicht näher erläutert werden.

Jeweils drei Hauptmeridiane verlaufen vom Stamm des Körpers zu den Händen und den Füßen. Weitere drei Meridiane haben die umgekehrte Fließrichtung. Sie beginnen an den Extremitäten und führen zum Stamm hin. Stellen Sie sich einen Menschen mit nach oben ausgestreckten Armen vor, so fließen sechs Meridiane in Richtung Erde und sechs zum Himmel. Das Meridiansystem zeigt, wie komplex und ausgewogen das menschliche Versorgungssystem ist.

Die Meridiane im Verhältnis zu Yin und Yang

Die Yin-Bahnen produzieren die Grundsubstanzen, die der Organismus für seine Funktion benötigt. Die aufgenommene Energie, zum Beispiel als Nahrung, muss umgewandelt werden, damit sie für den Körper verwertbar ist.

Die Yin-Meridiane sind:

- der Lungen-Meridian
- der Milz-Meridian
- der Herz-Meridian
- der Nieren-Meridian
- der Herzbeutel-Meridian
- der Leber-Meridian

Die Yang-Leitbahnen sortieren die Nahrung in verwertbare und unverwertbare Anteile. Die Chinesen bezeichnen diese Funktion übersetzt als »das Reine vom Trüben trennen«. Das »Reine« führen die Yang-Bahnen zu den Yin-Meridianen, wo die Umwandlung stattfindet. Das »Trübe« wird zur Entsorgung weitergeleitet.

Die Yang-Meridiane sind:

- der Dickdarm-Meridian
- der Magen-Meridian
- der Dünndarm-Meridian
- der Blasen-Meridian
- der Dreifacher-Erwärmer-Meridian
- der Gallenblasen-Meridian

Die Meridiane im »großen« Kreislauf des Jahres und im »kleinen« Kreislauf des Tages

Die Reflexionen des Großen im Kleinen und die Zusammenhänge, die aus diesen Anzeichen abgeleitet werden, prägen das chinesische Gesundheitsdenken. Es gibt Monate und Tageszeiten, in denen bestimmten Meridiane aktiver sind. Treten die gleichen Beschwerden täglich zur gleichen Zeit auf, herrscht in diesen Energiebahnen Energiemangel oder -überschuss. Durch weitere Diagnosemethoden kann man eine Fehlfunktion aufspüren.

Meridian	Monat	Zeit der höchsten Aktivität
Lunge	Februar	3–5 Uhr
Dickdarm	März	5–7 Uhr
Magen	April	7–9 Uhr
Milz	Mai	9–11 Uhr
Herz	Juni	11–13 Uhr
Dünndarm	Juli	13–15 Uhr
Blase	August	15–17 Uhr
Niere	September	17–19 Uhr
Herzbeutel	Oktober	19–21 Uhr
Dreifacher-Erwärmer	November	21–23 Uhr
Gallenblase	Dezember	23–1 Uhr
Leber	Januar	1–3 Uhr

Das Innen-Außen-Verhältnis

Die Energien, die vom Körper aufgenommen werden, lösen bestimmte Reaktionen und Vorgänge aus. Sie sind Informationen, mit denen der Körper arbeitet und durch die er funktioniert. In der umgekehrten Richtung projiziert der Organismus das Ergebnis der inneren Abläufe in bestimmten Signalen und Zeichen an die Körperoberfläche. Die äußerliche Hülle ist das Spiegelbild der inneren Vorgänge.

Die meisten negativen Prozesse im Körper zeigen sich über diese Innen-Außen-Verbindung an der Oberfläche. Die genaue Zuordnung von Sinnesorganen, Emotionen und Meridianen eröffnet dann diagnostische Möglichkeiten der chinesischen Medizin.

Diagnose auf Chinesisch

Wenn ein gesundheitliches Problem aufgetreten ist, gilt es nicht, das Symptom zu bekämpfen, sondern seine Ursache zu finden. Die chinesische Medizin besitzt eine sehr vielseitige und ganzheitliche Diagnoseform. Zu Ihrem besseren Verständnis fasse ich noch einmal die Ansätze der chinesischen Gesundheitsphilosophie zusammen:

- Der Mensch ist das Produkt des Zusammenspiels von Yin und Yang.

- Die Seele besteht aus sterblichen und unsterblichen Anteilen.

- Die Lebenskraft des Menschen ist das Qi.

- Der Körperzustand unterliegt den Einflüssen und Abläufen der Fünf Elemente und ihrer Wandlungsphasen.

- In den zwölf unsichtbaren Energiebahnen und auf vielen weiteren Verläufen bewegt sich die Lebensenergie in einem Kreislauf.

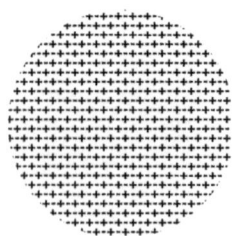

Eine gesunde Körperfunktion zeigt sich in folgendem Bild.

Damit man eine gesundheitliche Störung auffinden kann, werden die Patienten durch die Zungendiagnose, die Pulsdiagnose oder die Befunderhebung durch Geruch und Gehör sowie eine intensive Befragung durch den Arzt oder den Therapeuten untersucht. Diese Erkenntnisse bilden die eigentliche Grundlage für die Suche nach der Krankheitsursache. Die Diagnostik durchschreitet drei Stufen:

- Das Zuordnen der gefundenen Hinweise zu den sogenannten Leitkriterien, die ich im Folgenden erläutere.
- Die Suche nach den die Krankheit auslösenden Faktoren.
- Die Suche nach den von der Krankheit betroffenen Funktionskreisen.

Die Leitkriterien

a) Kälte- und Wärmesymptome

Kältesymptome entstehen durch einen im Körper bestehenden Überschuss an Yin-Energie. Ihre Ursachen sind:

- das zusätzliche Eindringen von bösartigem Yin in den Organismus

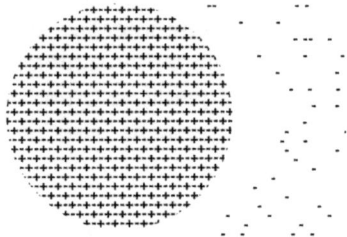

- das Fehlen von ausreichend viel Yang-Energie im Organismus

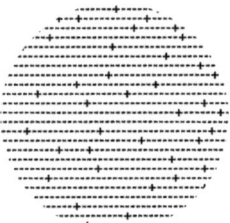

Menschen mit einem Yin-Energie-Überschuss haben in der Regel ein großes Ruhe- und Wärmebedürfnis. Das Gesicht und die Zunge sind häufig blass. Sie sind eher wortkarg bis still und haben wenig Durst.

Wärmesymptome entstehen durch einen Überschuss an Yang-Energie, der auf zwei Ursachen beruhen kann:

- das zusätzliche Eindringen von bösartigem Yang in den Organismus

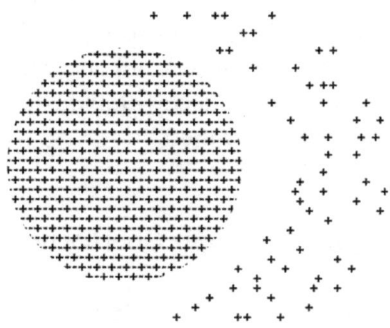

- das Fehlen von ausreichend viel Yin-Energie im Organismus

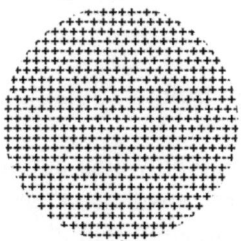

Menschen, die zu viel Yang-Energie haben, zeichnen sich durch eine erhöhte Nervosität und innere Unruhe aus. Das Gesicht und die Zunge sind rötlich verfärbt, weil das Yang Hitze hervorruft. Man kann auch sagen, dass »der Vulkan unter der Oberfläche brodelt«. Häufig handelt es sich um laute Menschen, die eher kalte Getränke bevorzugen.

Für eine Beurteilung ist es wichtig, zu wissen, wo die Funktionsstörung abläuft, denn so lassen sich Schlüsse über die Tiefenwirkung der Erkrankung ziehen. Grundsätzlich sind dabei oberflächliche Krankheiten leichter zu regulieren als innere Störungen.

b) Erkrankungen, die an der Oberfläche ablaufen

Oberflächliche Erkrankungen entstehen meistens durch äußere Einflüsse. Sie können aber auch in die Tiefe vordringen. Häufig werden sie von leichtem Fieber oder Schüttelfrost begleitet. Es treten aber auch Beschwerden wie Kopfschmerzen und Schnupfen auf. Der Appetit der Patienten ist in der Regel normal ausgeprägt.

c) Erkrankungen, die im Inneren ablaufen

Innere Krankheiten basieren entweder auf dem Eindringen von oberflächlichen Erkrankungen in die Tiefe, oder sie entstehen bereits im Inneren. Emotionale Prozesse sind häufig Auslöser für eine ganze Reihe von inneren Erkrankungen, die von Schmerzen im Brust- und Bauchbereich, einem trockenen Mund und Brechreiz begleitet werden.

Die Suche nach den die Krankheit auslösenden Faktoren

Bei der Suche unterscheidet man zwischen folgenden Einflüssen:

- ◎ äußere Einflüsse (klimatisch bedingt)
- ◎ innere Einflüsse (emotional bedingt)
- ◎ soziale Einflüsse (durch den Lebenswandel bedingt; aber auch Unfälle zählen zu dieser Kategorie)

Die Suche nach den betroffenen Funktionskreisen

Von einer Erkrankung können folgende Funktionskreise betroffen sein:

- ◎ »Lunge«
- ◎ »Leber«
- ◎ »Milz«
- ◎ »Niere«
- ◎ »Herz«

Ein Beispiel zur Entwicklung eines Symptoms

Das folgende Beispiel soll Ihnen zeigen, wie sich innere oder äußere Einflüsse im Organismus festsetzen und gesundheitliche Probleme und Symptome hervorrufen.

Dem Element Holz sind der Funktionskreis »Leber« und die Emotion Wut zugeordnet. Tritt ein besonderes Ereignis ein, das heftigen Zorn in uns auslöst, oder nagt der permanente Stress im Alltag an uns und erzeugt immer wieder kleine Wutschübe, ist dieses Ereignis zuerst nicht schädlich. Wenn wir die angestaute Energie der Wut kompensieren und abbauen können, gelangen wir auf diesem Weg wieder zu einem ausgeglichenen Energiestatus. Gelingt diese Verarbeitung aber nicht, »verdichtet« sich das »Leber«-Qi und es kommt zur Stagnation und Blockade des Energieflusses in diesem Funktionskreis.

Leberprobleme und -erkrankungen können die Folge sein. Und auch der Gallenblasen-Meridian, als Funktionspartner des Leber-Meridians, ist gleichermaßen von der Wirkung der Wut betroffen. Schmerzhafte Gallensteine sind dann eine sichtbare Transformation von feinstofflicher, nicht verarbeiteter Wut, die bei Männern vor allem auf ungeklärten Konflikten in der Partnerschaft beruhen.

Westliche und chinesische Diagnose im Vergleich

Der große Unterschied zwischen der westlichen Medizin und der chinesischen Befunderhebung liegt in der Zusammenstellung der Einzelinformationen. Die westliche Diagnose sammelt durch Elektrokardiogramme (EKG), Röntgenbilder und verschiedene Laborwerte bestimmte Daten. Diese Informationen führen dann zu einem Befund, der erklärt, welche organischen Veränderungen stattfinden oder stattgefunden haben. Beobachtungen werden als Messwerte registriert. Die Zusammenfassung der Fakten führt dann zu einem anatomischen Schaubild des Patienten.

Da sich die östliche Heilkunde aus der Philosophie entwickelt hat, ist die Datenzusammenstellung subjektiv und abstrakt. Die chinesische Medizin ist eher unspezialisiert. Sie erkennt, dass ein Mensch nicht nur an den Organen oder in den Gewebestrukturen erkrankt, sondern dass die Ursachen seiner Erkrankung sich immer auch in seinem Geist und im Zustand seiner Seele spiegeln. Für eine umfassende Beurteilung des Gesundheitszustands sollten immer auch die Lebensgewohnheiten, das soziale Umfeld, die alltäglichen Arbeiten, die Gefühlswelt, die Ernährung des Menschen und auch die nicht beeinflussbaren klimatischen Veränderungen betrachtet werden. In der chinesischen Heilkunde fließt daher auch die Lebenssituation des Erkrankten in den Befund ein.

Der westliche Arzt »heilt« den Patienten – der chinesische Arzt zeigt dem Patienten nur den Weg zur Heilung. Der Erkrankte heilt sich selbst durch die Aktivierung seines eigenen Gesundheitspotenzials. Dies ist der längere Weg zur Gesundung, aber einer, der dauerhaft von Erfolg gekrönt ist. Diese Philosophie steht im Gegensatz zur klassischen Schulmedizin, wo Werte und das Messbare entscheiden, in welchem Teil des Körpers die Ursache eines gesundheitlichen Problems liegt. Aber immer mehr Schulmediziner nehmen auch die ganzheitliche Seite ihrer Patienten wahr.

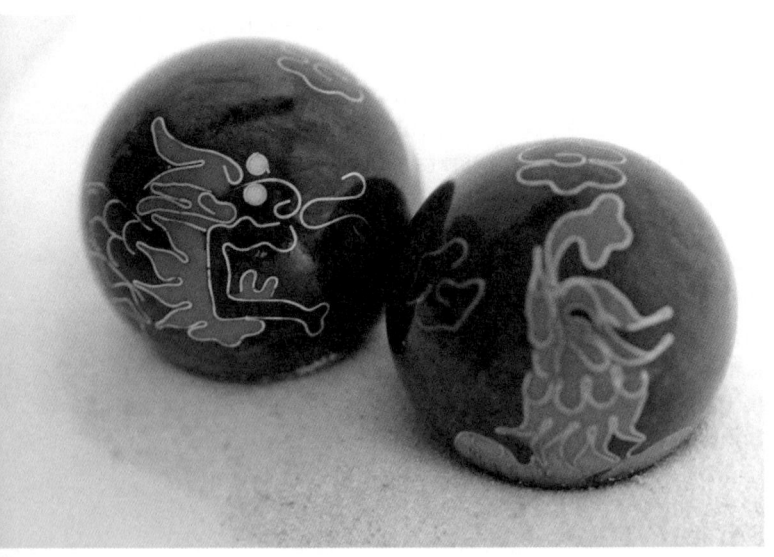

Tinnitus – chinesisch betrachtet

Die Ursachen von Hörstörungen

Die chinesische Medizin spricht bei der Tinnitus-Diagnose davon, dass das Leber-Yang dominiert, weil das Yin nicht ausreichend vorhanden ist oder es an »Blut«[5] mangelt. So entsteht Hitze. Eine Ursache der Yin-Schwächung ist das Gefühl Zorn. Gleichzeitig ist das Nieren-Yang durch Ängste und Furcht geschwächt, und es kommt auf verschiedene Weisen zur Beeinträchtigung des Hörvermögens. Durch die Verbindung des Funktionskreis »Niere« zum Ohr liegt auch beim Hörsturz, Morbus Menière, der Schwerhörigkeit oder anderen Hörstörungen eine Schwäche des Yangs vor. Der Ansatz der Selbsthilfe ist daher in vielen Punkten ähnlich. Dass eine beim chinesischen Mediziner durchgeführte persönliche und genaue Diagnose zu individuellen Lösungen führt, versteht sich von selbst. Trotz allem tragen aber in erster Linie Sie die Verantwortung für Ihr Wohlbefinden, und Sie können mit den Selbsthilfemethoden dieses Buches jegliche Form einer Therapie sinnvoll begleiten und unterstützen. Betrachten wir die betroffenen Funktionskreise einmal genauer.

··

5 Ausführungen zum Begriff »Blut« finden Sie im Unterkapitel zum Funktionskreis »Leber« (siehe S. 82).

Der Funktionskreis »Niere«

Der Funktionskreis »Niere« besteht aus dem Nieren- und dem Blasen-Meridian. Dieser besonders wichtige Funktionskreis ist für alles zuständig, was die Entwicklung, das Wachstum und die Fortpflanzung einschließlich der Geburt betrifft. Das ist einer der Gründe, weshalb die »Niere« in China auch »Wurzel des Lebens« genannt wird. Zudem stellt sie den anderen Meridianen und Funktionskreisen eine feinstoffliche Essenz zur Verfügung, die nur sie produziert, das »Jing«.

Das Sinnesorgan Ohr ist dem Nieren-Meridian zugeordnet. Aus der Embryonalentwicklung ist bekannt, dass Nieren und Ohren aus einem Keimblatt entstehen. Ob energetisch oder physiologisch, die Verbindung von Nieren und Ohren ist also unbestritten. Hörstörungen sind folglich ein Indiz dafür, dass dieser Funktionskreis geschwächt ist und eine seiner Aufgaben, die energetische Versorgung des Gehörs, nicht ausreichend erfüllen kann. Die Gefühle Angst und Furcht wirken negativ auf diese Energiebahnen ein und behindern deren Funktionen. Auch im Bereich der Knochen kann es zu gesundheitlichen Problemen kommen. Osteoporose wird in der TCM als Symptom einer schwachen Funktion der »Niere« angesehen. Den Zusammenhang zwischen negativen Gefühlen und den Knochen kennt auch der westliche Kulturkreis, umgangssprachlich benutzt man den Ausdruck »die Angst, die in den Knochen sitzt«.

Der Funktionskreis »Niere« in der Zusammenfassung	
Wandlungsphase nach den Fünf Elementen	Wasser
Meridiane	Nieren-Meridian Blasen-Meridian
Sinnesorgan	Ohr
Körperflüssigkeit	Schleim
zugeordnetes Gewebe	Knochen
Außenbild	Kopfhaar
Jahreszeit	Winter
Tageszeit	Nacht
Tageszeit des maximalen Energieflusses	Blasen-Meridian 15–17 Uhr Nieren-Meridian 17–19 Uhr
Tageszeit des minimalen Energieflusses	Blasen-Meridian 3–5 Uhr Nieren-Meridian 5–7 Uhr
Entwicklungsphase	Speicherung
Lebensphase	Alter
klimatischer Einfluss	Kälte
Farbe	Schwarz
Geschmack	salzig
Geschmacksempfindung	faulig
Himmelsrichtung	Norden
Planet	Merkur
Emotion	Angst, Furcht
geistige Facette	Willensstärke
Persönlichkeitsmerkmal	Diplomatie
stimmliche Entfaltung	seufzen, stöhnen
Energieton	TZU (TSCHUI)

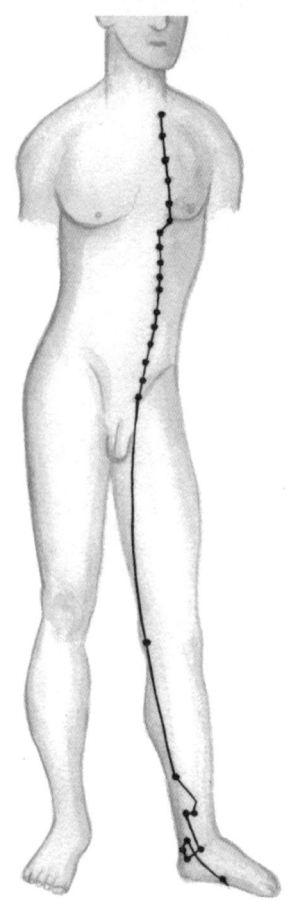

Nieren-Meridian (Yin)

Von der Unterseite des kleinen Zehs beginnend verläuft dieser Yin-Meridian zum Mittelpunkt des Fußballens. An dieser Stelle befindet sich der »Yongquan«, der erste Punkt des Nieren-Meridians. Die Energieleitbahn verlängert sich hinter dem Knöchel und der Innenseite des Beines nach oben. Dann passiert sie die Nieren, die Blase, den Bauch, die Leber, das Zwerchfell und die Lunge. An der Lunge zweigt ein Ast zum Herz ab und stellt die Verbindung zum Herzbeutel-Meridian her. Nach der Lunge führt der Meridian über die Kehle zur Wurzel der Zunge.

Die 27 Akupunkturpunkte auf diesem Meridian beeinflussen den Verlauf bei Frauenkrankheiten, Geschlechtserkrankungen sowie Nieren-, Lungen- und Halserkrankungen positiv.

Blasen-Meridian (Yang)

Der Meridian beginnt am inneren Augenwinkel, führt über die Stirn, den Nacken und die Schulter zum Schulterblatt. Danach setzt sich dieser Yin-Meridian über die Nieren, das Gesäß, die hintere Seite des Unterschenkels, den äußeren Fußknöchel und den Fuß fort. Er endet an der Spitze des kleinen Zehs.

Auf dem Blasen-Meridian liegen 67 Akupunkturpunkte. Sie dienen der Behandlung von Kopf-, Nacken-, Rückenbeschwerden, Krankheiten der Beine, Nieren oder Blase und Tinnitus. Auch bei geistig-seelischen Erkrankungen können sie zur Behandlung stimulieren werden.

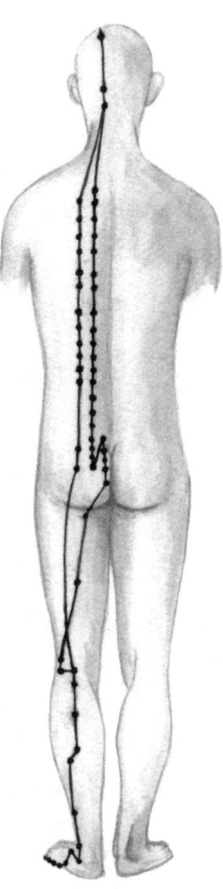

Energiemangel im Funktionskreis »Niere«

Wenn Sie unter Tinnitus leiden, werden Sie mit großer Wahrscheinlichkeit viele der folgenden Fragen mit »Ja« beantworten.

körperliche Anzeichen

- Leiden Sie unter Schwindelanfällen?
- Sind Sie kälteempfindlich?
- Haben Sie oft einen Hexenschuss?
- Schwitzen Sie in der Nacht?
- Haben Sie heiße Handflächen und Fußsohlen?
- Haben Sie ein Kältegefühl in der Wirbelsäule, dem Gesäß und den Beinen?
- Sind Sie Asthmatiker?
- Sind Ihre motorischen Fähigkeiten eher schlecht?
- Leiden Sie unter Sensibilitätsstörungen?
- Ist Ihr Kreislauf öfter nicht stabil?

mentale Anzeichen

- Sind Sie ängstlich, furchtsam und schreckhaft?
- Beklagen Sie sich häufig?
- Fehlt es Ihnen oft an Geduld und Ausdauer?
- Sind Sie nervös?
- Haben Sie Probleme damit, Entscheidungen zu treffen?
- Sind Sie ein sensibler Mensch?
- Sind Sie vergesslich?

Es können individuell überwiegend körperliche Reaktionen stattfinden. Genauso wie es möglich ist, dass sensible Menschen eher auf mentaler Ebene auf das energetische Ungleichgewicht reagieren. Die Anzeichen hängen immer von der körperlich-geistige Konstitution des Einzelnen ab.

Der Funktionskreis »Leber«

Der Funktionskreis »Leber« setzt sich aus dem Leber- und dem Gallenblasen-Meridian zusammen. Diese Funktionseinheit speichert das »Blut« und sorgt dafür, dass sich das Qi und das »Blut« harmonisch im Körper verteilen. Der Begriff »Blut« beschreibt in der TCM nicht ausschließlich die Körperflüssigkeit Blut. Das »Blut« (chinesisch »Xue«) ist eine materielle Form des Qi mit Yin-Charakter.

Die Augen und die Sehnen stehen in enger Verbindung mit der »Leber«, der auch die Emotion Zorn und die Reizbarkeit zugeordnet werden. Daher deuten Lähmungen häufig auf eine Schwäche der Sehnen und energetische Probleme in diesem Funktionskreis hin. Das Element Holz wirkt während der Geburt und im Lebensabschnitt des Heranwachsens und der Reifung am aktivsten im Menschen. Zorn, Wut und Reizbarkeit sind Gefühle, die in einem besonderen Zusammenhang mit diesem Funktionskreis stehen, und können ihn erheblich schwächen. Auch hier spricht der »Volksmund« aus, was eine Grundlage dieser Einheit bildet. Sind Sie reizbar oder schlecht gelaunt, fragen Ihre Mitmenschen Sie: »Welche Laus ist Ihnen über die Leber gelaufen?«, oder auch: »Warum läuft Ihnen die Galle über?«

Der Funktionskreis »Leber« in der Zusammenfassung	
Wandlungsphase nach den Fünf Elementen	Holz
Meridiane	Leber-Meridian Gallenblasen-Meridian
Sinnesorgan	Augen
Körperflüssigkeit	Tränen
zugeordnetes Gewebe	Sehnen
Außenbild	Nägel
Jahreszeit	Frühling
Tageszeit	Morgen
Tageszeit des maximalen Energieflusses	Gallenblasen-Meridian 23–1 Uhr Leber-Meridian 1–3 Uhr
Tageszeit des minimalen Energieflusses	Gallenblasen-Meridian 11–13 Uhr Leber-Meridian 13–15 Uhr
Entwicklungsphase	Keimen
Lebensphase	Geburt, Heranwachsen
klimatischer Einfluss	Wind
Farbe	Grün
Geschmack	sauer
Geschmacksempfindung	ranzig
Himmelsrichtung	Osten
Planet	Jupiter
Emotion	Zorn, Wut
geistige Facette	Intuition, Instinkt
Persönlichkeitsmerkmal	Würde
stimmliche Entfaltung	rufen, schreien
Energieton	SCHÜ (HSÜ)

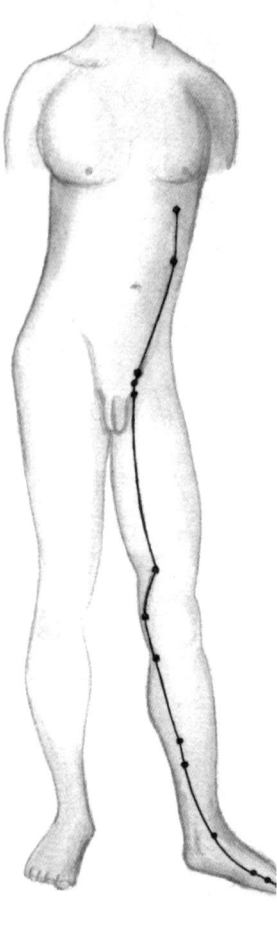

Leber-Meridian (Yin)

Ausgangspunkt ist der große Zeh. Der Meridian folgt dem Energiefluss über den Rist, der vorderen Linie des Knöchels, der Mittellinie auf der Innenseite des Unter- und des Oberschenkels bis zur Schamgegend. Danach setzt er sich über den Unterbauch, die Magenseite, die Leber und die Gallenblase sowie das Zwerchfell fort. Am Zwerchfell beginnt eine Abzweigung in Richtung Lunge. Sie ist der Übergang zum Lungen-Meridian. Der Leber-Meridian führt weiter über die Rippen, die Kehle, die Nase und das Auge zum Scheitelpunkt des Kopfes. An diesem Punkt nehmen das Lenker- und das Konzeptionsgefäß Energie auf.

Auf diesem Yin-Meridian liegen 14 Akupunkturpunkte. Sie werden bei der Behandlung von Frauen- und Geschlechtskrankheiten, Magen- und Kopfschmerzen sowie geistig-seelischem Ungleichgewicht genutzt.

Gallenblasen-Meridian (Yang)

Der Gallenblasen-Meridian beginnt am äußeren Augenwinkel und verläuft über den seitlichen Stirnbereich, den Bereich hinter dem Ohr, dem Nacken zu Schulter und Schlüsselbein. Im Bereich des Schlüsselbeins verzweigt sich der Meridian. Der erste Weg der Energie verläuft über die Achselhöhle und die Brust zu den Rippen, der zweite Weg über die Brust, das Zwerchfell, die Leber, die Gallenblase und die Rippen zum Schambereich. Beide Zweige vereinen sich am Hüftbein und setzen sich über die Außenseite des Oberschenkels und des Knies sowie den Rist zur Außenseite des vierten Zehs fort. Am großen Zeh beginnt die Abzweigung zum Leber-Meridian.

Dieser Yang-Meridian hat 44 Akupunkturpunkte, die sich zur Therapie von seitlichen Kopfschmerzen, Problemen mit den Füßen und Beinen und einer eingeschränkten Flexibilität der Arme stimulieren lassen.

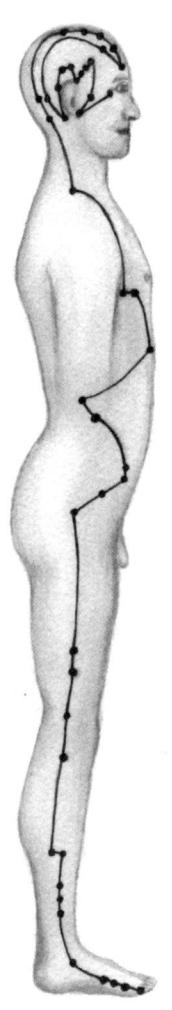

Energiemangel im Funktionskreis »Leber«

Wenn Sie unter Tinnitus leiden, werden Sie mit großer Wahrscheinlichkeit auch viele dieser Fragen mit »Ja« beantworten.

körperliche Anzeichen

- Sind Sie oft müde?
- Haben Sie eine schlechte Verdauung und immer wieder Durchfall?
- Leiden Sie oft unter Schwindelanfällen?
- Neigen Sie zu fieberhaften Erkrankungen?
- Haben Sie Schlafstörungen?
- Haben Sie Prostatabeschwerden oder Potenzprobleme?
- Ist Ihre Regelblutung eher schwach ausgeprägt?

mentale Anzeichen

- Sind Sie leicht reizbar?
- Haben Sie eine Tendenz zu heftigen Wutaus-brüchen, obwohl Sie versuchen, Ihren Zorn zu unterdrücken?
- Sind Sie nervös?
- Haben Sie das Gefühl, innerlich angespannt zu sein?
- Handeln Sie oft inkonsequent?
- Fehlt es Ihnen an Entschlusskraft bzw. mangelt es Ihnen an Stärke, Ihre Träume Realität werden zu lassen?
- Haben Sie nur wenig Lust auf Sexualität?
- Konzentrieren sich oft auf Nebensächlichkeiten?

Beachten Sie den Hinweis auf S. 81.

Die Methoden der chinesischen Heilkunde

Qigong

Qigong (ausgesprochen »tschigung«), die traditionelle chinesische Atem- und Heilgymnastik, ist ein wichtiger Bestandteil des Selbsthilfeprogramms dieses Buches. Die Übungen haben in China eine sehr lange Tradition und sind wahrscheinlich noch älter als die Akupunktur. Sie dienen sowohl der Gesunderhaltung als auch der Therapie. Der Begriff »Qi« beschreibt die Energie und die Vitalkraft; »Gong« bedeutet Arbeit oder Methode. Mit dieser Trainingsform aktivieren Sie Ihre Selbstheilungspotenziale. Wenn Qigong seine Wirkung entfalten soll, müssen beim Training bestimmte Regeln eingehalten werden.

Prinzipien der Qigong-Praxis sind Grundsätze des Lebens

Neben der Entspannung, der Ruhe und der Natürlichkeit der Bewegung fordert die Qigong-Praxis, dass die Vorstellungskraft dem Qi folgt. Ausgehend vom Prinzip, dass Ruhe und Bewegung wie Yin und Yang untrennbare Gegenpole sind, zeigen »oben leer« und »unten fest« den Weg zur richtigen Energie- und Kraftverteilung. Dieses Bild gleicht einem Baum, der fest verwurzelt auf der Erde steht und dessen weiche und flexible Äste auch im Sturm nicht brechen. Beim Qigong wird diese Energie- und Kraftverteilung besonders betont.

Zwei Charaktereigenschaften spielen beim Qigong-Training eine besonders große Rolle. Sie brauchen einerseits **Geduld.** Qigong ist keine Wundermethode, die plötzlich alle Probleme verschwinden lässt. Seitdem ich als Trainer und Lehrer arbeite, ist mir kein Fall bekannt geworden, in dem Qigong zur Spontanheilung geführt hat. »Gong« heißt Arbeit, und diese müssen Sie erst leisten, bevor der Erfolg eintritt.

> »Auch ein Weg von tausend Meilen beginnt mit einem ersten Schritt.«

Laotse

Verschwenden Sie bitte keine unnötige Energie in Wunschdenken. Qigong ist der Weg der kleinen Schritte. Recht schnell werden Sie eine Verbesserung Ihres Gesundheitszustands erfahren. Aber bleiben Sie geduldig, und tragen Sie den »Berg« der chronischen Tinnitus Erkrankung Stein für Stein ab, denn er ist schließlich auch nicht aus dem Nichts entstanden. Es kann sein, dass Sie die Signale überhört oder unterschätzt haben, aber Ihr Körper hat Sie vorgewarnt. Doch das spielt an diesem

Punkt erst einmal keine Rolle mehr. Der Berg liegt vor Ihnen, tragen Sie ihn ab. Für diese Arbeit brauchen Sie Geduld, Ausdauer und viel Zeit.

Der zweite wichtige Charakterzug für das Qigong-Training ist die **Gelassenheit**. Dies ist eine Anforderung, mit der die meisten Menschen nur schwer zurechtkommen. Sie verlangt die Akzeptanz von Stillstand oder manchmal sogar Rückschritten. Beginnt man die Arbeit an chronischen Erkrankungen, egal welcher Art, wird das Erwachen der Selbstheilungskräfte meistens von einer Erstverschlimmerung begleitet. Auch auf dem weiteren Weg drohen Rückschläge, die Sie vielleicht auf eine harte Probe stellen. Arbeiten Sie beständig daran, Ihre Gelassenheit zu behalten oder sie wieder zurückzugewinnen. Sie werden feststellen, dass sich diese Investition in Ihre Person auf lange Sicht wirklich lohnt.

Damit wir beim Qigong-Training ans Ziel gelangen, nutzen wir **drei Mittel** und beschreiten **zwei Wege**. Bewegung, Konzentration und Atmung müssen kontrolliert und in einen harmonischen Ablauf gebracht werden, damit die Übungen ihre volle Wirkung entfalten können. Das Qigong wird deshalb auch als Meditation in Bewegung bezeichnet.

Die zwei Wege sind **Übungen in Bewegung** und **Übungen in Ruhe**. Beim bewegten Qigong werden äußerliche Bewegungen geübt. Der Leitsatz zu diesem Weg ist: »Über die (äußere) Bewegung zur (inneren) Ruhe gelangen«. Das bewegte Qigong trainiert die Muskeln,

Sehnen, Bänder und die Motorik. Das Qigong ohne körperliche Bewegung steht unter dem Leitsatz: »Durch die (äußerliche) Ruhe (innere) Bewegung entstehen lassen«. Das innere Training fördert die Energiebewegungen, die für die Organfunktionen wichtig sind.

Es gibt über 2 000 Methoden, Arbeit am Qi zu leisten. In diesem Buch stelle ich Ihnen Einzelübungen des Qigong vor, die eines gemeinsam haben: Sie stärken die Funktion von »Niere« und »Leber«. Das Erlernen einer vollständigen Qigong-Methode halte ich generell, nicht nur bei Tinnitus und anderen Hörstörungen, für sehr sinnvoll. In diesem Fall sollten Sie sich einem qualifizierten Lehrer anvertrauen, der Sie persönlich anleitet und Fehler korrigieren kann. Die Einzelübungen in diesem Buch lassen sich jedoch in kurzer Zeit mit den entsprechenden Anleitungen und der ausführlichen Bebilderung selbstständig erlernen und richtig ausführen.

Nicht jeder Mensch ist aufgrund seiner persönlichen Konstitution, Fitness- und Gesundheitslage zu Beginn des Trainings in der Lage, jede Übung auszuführen, und nicht jede Übung wird Ihnen in gleichem Maß liegen. Aus diesem Grund habe ich aus der Vielfalt der Qigong-Übungen ganz unterschiedliche Varianten herausgesucht, unter denen Sie »Ihre Übungen« finden werden.

Entspannung

Entspannung ist weit mehr als die nur muskuläre Lockerung – Entspannung bietet ein neues Lebensgefühl, ist die Lösung für ein gesundes Leben in unserem hektischen Alltag. Entspannungsphasen ermöglichen es dem Organismus, sich zu erholen und das innere Gleichgewicht, das durch erhöhte Aktivität durcheinandergebracht wurde, wiederherzustellen. Die »Ruhe nach dem Sturm« nutzt der Körper für Reparaturen, denn Stresshormone blockieren die Abwehrkräfte und machen den Menschen anfällig für verschiedene Erkrankungen. Die Psychoneuroimmunologie erforscht unter anderem die Mechanismen, die bei der Selbstheilung wirken. Sie beschreibt die Wechselwirkungen zwischen Gehirn, Psyche und biologischen Funktionen. Eine Annahme ist, dass 80 % aller Krankheiten sich durch die eigenen Gesundheitspotenziale heilen lassen.

Entspannt zu sein bedeutet aber auch, kreativer zu werden und aufmerksamer zu sein. Während einer Entspannungsmassage beruhigen sich die Gehirnströme, und es werden weniger stressauslösende Hormone produziert. Eine den gesamten Körper umfassende Reaktion tritt ein, der Entspannungszustand. So wie Stress in vier Bereichen ansetzt, wirkt auch die Entspannung auf vier Ebenen:

Geist

- auf der Ebene des Verstandes oder der Erkenntnis
- auf der emotionalen Ebene – in der Gefühlswelt

Körper

- im vegetativen Bereich, der vom Menschen nicht willkürlich gesteuert werden kann
- auf der muskulären Ebene

Geist und Körper sind untrennbar miteinander verflochten, so stehen auch die vier Bereiche in einem Verhältnis zueinander. Geht es Ihnen z. B. körperlich nicht gut, sind Sie meistens auch mental »schlecht drauf«. Stress wirkt sich eben nicht nur im Kopf aus, und Muskelverspannungen sind nicht rein körperlicher Natur. Eine schlechte körperliche Verfassung beeinflusst automatisch den Gemütszustand. Umgekehrt wirken sich psychische Belastungen auch auf den Zustand des Körpers aus. Man fühlt sich immer ganzheitlich wohl oder unwohl.

Wenn man Entspannungsmethoden aus unterschiedlichen Kulturkreisen oder auch neuere Techniken mit traditionellen vergleicht, kristallisiert sich das gleiche Grundmuster heraus. Entspannung kann nur gelingen, wenn folgende zwei Anforderungen erfüllt werden:

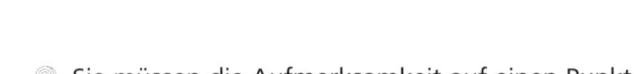

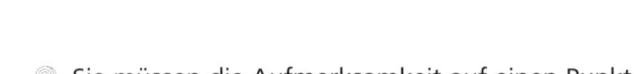 Sie müssen die Aufmerksamkeit auf einen Punkt richten. (Konzentration = Meditation)

Damit Sie aus dem täglichen Gedankenstrom ausbrechen können, müssen Sie lernen, Ihre Gedanken zu konzentrieren. Ob es sich dabei um einen Ton, ein Bild, einen Gedanken oder eine Sache handelt, spielt für das Ergebnis keine Rolle. Da es, besonders für Meditationsanfänger, schwer ist, sich nicht ablenken und die Gedanken nicht schweifen zu lassen, ist die zweite Säule ebenfalls wichtig.

 Sie müssen eine passive Haltung gegenüber äußeren, störenden Einflüssen einnehmen.

Alle Ablenkungen und Störungen sollen mit dem Satz »Jetzt nicht – später!« abgewiesen werden. Die Konzentration und die Passivität müssen geübt werden. Nicht jeder Versuch, sich zu entspannen, gelingt auch, aber Gelassenheit und Übungspraxis führen letztlich zum Erfolg, und Sie lernen, aktiv und gezielt los- und lockerzulassen.

Bei Entspannung und Meditation spielt die Atmung eine wichtige Rolle. Die Atmung ist die Kommunikation zwischen dem Menschen und seiner Umwelt. Der Mensch atmet Kohlendioxid aus, das die Pflanzen für ihr Überleben brauchen. Die Pflanzen hingegen geben Sauerstoff ab, den der Mensch für sämtliche Stoffwechselvorgänge benötigt. Der Mensch nimmt die »Welt« in sich auf und gibt ihr wieder etwas zurück. Körper und Geist stehen in einer sehr engen Verbindung mit dem Atem. Die umgangssprachlichen Ausdrücke »etwas raubt uns den Atem« oder »jemandem stockt der Atem« zeigen, dass Ereignisse eine direkte und sofortige Auswirkung auf den Körper und die Psyche haben. Jede hektische Situation entkrampft sich, sobald Sie wieder »tief durchatmen« können. Eine kontrollierte und bewusst ausgeführte Atembewegung ist daher im Entspannungsvorgang sehr wichtig. Die Atmung ist aber auch eine allgegenwärtige Energiequelle der Natur. Sie bestimmt den menschlichen Lebensrhythmus von Beginn an, »das Leben wird eingehaucht«, bis zum letzten Atemzug, mit dem man »das Leben aushaucht«. Im Vergleich mit anderen Energieträgern hat die Atmung einen besonderen Stellenwert:

- Der Mensch kann wochenlang ohne Nahrung überleben.

- Auf eine fehlende Flüssigkeitszufuhr reagiert der Körper deutlich empfindlicher und schneller. Nach einigen Tagen kommt es bereits zu den größten gesundheitlichen Störungen.

- Setzt die Atmung aus oder wird nicht ausreichend Sauerstoff aufgenommen, dauert es nur wenige Minuten bis irreparable Hirnschädigungen oder auch der Tod eintreten.

Die Atmung hat gegenüber den meisten anderen, unwillkürlichen Körpervorgängen einen großen Vorteil: Sie können sie beeinflussen. So wirken Sie auf das vegetative Nervensystem ein und beeinflussen den gesamten Lebensrhythmus günstig. Die fernöstlichen Kulturen messen der Atmung, die über den reinen Gasaustausch hinausgeht, eine große Bedeutung zu. Übungen zur Atempflege sind Wege zur Gesunderhaltung, zur Leistungsverbesserung und zur Nutzung von Energiepotenzialen auf körperlicher und geistiger Ebene. Die Atmung versinnbildlicht die Lebensprinzipien des Gebens und Nehmens, der Anspannung und Entspannung.

Besonders das Qigong nutzt diese Erkenntnis, und Atemübungen in Bewegung und in Ruhe sind eine Säule des Trainings. Die Qigong-Übungen im Selbsthilfeteil wirken sehr intensiv und sind besonders alltagstauglich. Manche Übungen helfen bei der Schnellentspannung, wenn es erforderlich ist, extreme Stressspitzen zu kappen. Andere Übungen sind intensive Entspannungsmeditationen, die für eine ausführliche Auszeit am Wochenende gedacht sind.

Die Grundregel für alle Entspannungstechniken lautet: Weisen Sie jeden störenden Einfluss mit dem Gedanken ab:

»Nicht jetzt – später!«

Akupressur und Selbstmassage

Sie können Ihre Selbstheilungskräfte mental steuern und unbewusst auslösen, z. B. durch Placebos. Aber auch äußere Impulse aktivieren die Selbstheilungskräfte des Menschen. Die Akupressur, eine der bestbewährten Selbstheilungstherapien, regt nervenphysiologische und hormonelle Prozesse an. Die Behandlung von Beschwerden und Erkrankungen durch die Stimulation von Energiepunkten hat eine mehr als 2000 Jahre alte Tradition. Es existieren Aufzeichnungen aus der Zeit um 600 v. Chr., die die Energiewege und die Lage der Reizpunkte genau beschreiben. Diese Aufzeichnungen haben größtenteils bis heute Gültigkeit.

Die Chinesen nennen die Akupunkturpunkte »Tore der Energie«. Diese Bezeichnung beschreibt bildlich die Funktion der Punkte. Sie lassen einen Zugriff von der Körperoberfläche auf die inneren Funktionen und Abläufe im Körper zu. So können Blockaden gelöst werden. Jedem Punkt werden dabei besondere Wirkungen nachgesagt.

Die »Tore der Energie« lassen sich auf unterschiedlichste Arten stimulieren. Die traditionellen Methoden zur Manipulation sind die Akupressur (lat. »premere« bedeutet »drücken«), bei der durch Druck und Bewegung mit den Fingerspitzen ein Reiz gesetzt wird. Die Akupunktur (lat. »pungere« bedeutet »stechen«) verwendet Nadeln für die Aktivierung oder die Beruhigung. Das Abbrennen von Beifuß (artemisia vulgaris) ist eine weitere Möglichkeit, auf das feinstoffliche System des Menschen einzuwirken. Die Erwärmung sorgt dabei für einen zusätzlichen Reiz auf die Akupunkturpunkte. Man nennt diese Methode Moxibustion. Moderne Behandlungsmöglichkeiten sind die Elektroakupunktur, die Laserakupunktur und die Akupunktur mit Farben oder mit ätherischen Ölen. Und selbstverständlich kann man auch über die Massage die Akupunkturpunkte stimulieren. Dieses Prinzip wird besonders bei der Qigong-Massage angewandt, in der auch Atemtechniken und Konzentration die Grundlage der Behandlung bilden.

Trotz der sehr unterschiedlichen Möglichkeiten, mit diesen Methoden den Energiefluss positiv zu verändern, sind die Grundannahmen dieselben:

- Die Energie im Körper treibt die Lebensfunktionen an.

- Diese innere Kraft fließt auf festen Bahnen, die an bestimmten Stellen, den Akupunkturpunkten, ein Einwirken auf den Energiefluss zulassen.

- Diese Verbindung von außen nach innen hat nicht nur therapeutische Bedeutung. Sie ist auch bei der Suche nach Ursachen von Gesundheitsstörungen wichtig. So zeigen sich innere Prozesse an verschiedenen Körperstellen durch Auffälligkeiten.

◎ Dann liegt eine Blockade des Energieflusses vor, oder das Verhältnis der Yin- und Yang-Energien ist nicht mehr harmonisch. Eine Unter- oder eine Überversorgung bestimmter Körperregionen kann entstehen, die sich in Gestalt von Krankheitssymptomen zeigen.

◎ Die klassische Akupunktur ist allgemein bekannt. Sie bezieht sich auf den Verlauf der 12 Hauptmeridiane. Auf diesen Energiebahnen befinden sich die meisten Punkte, die während einer Behandlung stimuliert werden. Die klassische Akupunktur nutzt aber auch die sogenannten Extrapunkte, die nicht auf den Meridianen liegen und besondere Wirkungen bei bestimmten gesundheitlichen Problemen zeigen.

Ernährung

Die altchinesische Ernährungslehre, die sich seit Langem bewährt hat, gründet sich auf dem Denkmodell von Yin und Yang und der Fünf-Elemente-Lehre. Seit unserer Geburt verfügen wir über ein natürliches Gleichgewichtsgefühl – wir sind auf Balance und Harmonie ausgerichtet. Wie dies wirkt, kennen Sie sicherlich aus eigener Erfahrung: Wenn Sie scharf oder salzig essen, haben Sie danach häufig »Heißhunger« auf etwas Süßes. Im umgekehrten Fall steht Ihnen nach einem Stück Schokoladentorte oft der Sinn nach Schärfe und Würze.

Unsere Ernährung ist, losgelöst vom Genussprinzip, unsere Art, Energie aufzunehmen. Für unsere Gesundheit und unser Wohlbefinden bedeutet sie aber noch mehr. Die Chinesen sagen: »Ernährung ist Medizin.« Daher zählen Ernährungsratschläge bis heute zum Standard jeder traditionellen chinesischen Therapie. Durch die richtige Ernährung bleibt der Mensch gesund, und eine angepasste Ernährungsweise kann ein inneres Ungleichgewicht wieder in Balance bringen und Heilungsprozesse auslösen und unterstützen.

Die folgenden Fragen sollten wir uns grundsätzlich vor dem Kochen stellen. Für die richtige Ernährung sind sie ganz entscheidend.

◎ Für wen koche ich? (Gruppe oder Einzelperson, Gesunde oder Kranke, alte oder junge Menschen)

- ◎ Wo koche ich? (in nördlichen oder in südlichen Regionen)
- ◎ Wann koche ich? (Uhrzeit, Jahreszeit)

Im westlichen Kulturkreis teilen wir unsere Nahrungsmittel nach ihrem Gehalt an Kohlenhydraten, Vitaminen, Kalorien und Fetten ein. Der altchinesischen Gesundheitslehre ist dies fremd. Die **Ernährungslehre nach dem Yin-Yang-Prinzip** geht von drei Energieformen der Ernährung aus: warm – neutral – kalt. Eine Diät, d. h. eine Ernährungsumstellung, ist immer darauf ausgerichtet, durch die gezielte Aufnahme bestimmter Lebensmittel einen energetischen Ausgleich herbeizuführen.

- ◎ Yin-Lebensmittel haben einen kalten Energiecharakter. Sie kühlen den Körper innerlich.
- ◎ Neutrale Lebensmittel wirken ausgleichend. Sie weisen nur geringe Tendenzen zu Yin oder Yang auf.
- ◎ Yang-Lebensmittel haben einen heißen Energiecharakter. Sie erhitzen den Körper innerlich.

Die Ernährungsregeln lassen sich leicht und verständlich erklären. Bei Kältezuständen nimmt man »heiße« Lebensmittel zu sich, z. B. bei einer Erkältung. Der »unterkühlte« Körper erhält so die innere Hitze oder das innere Feuer, das er zum Ausgleich zwischen Kälte und Hitze braucht. Der Körper ist dann wieder ausgeglichen, und die Krankheitssymptome verschwinden. Bei einer

Erkältung beispielsweise wirkt die Wärmebehandlung nur zu Beginn der Krankheit, wenn die Erkältung sich noch nicht im Körper festgesetzt hat. Wenn der Körper allerdings mit erhöhter Temperatur und Fieber reagiert, sollten Nahrungsmittel mit heißem Energiecharakter vermieden werden. Das wäre Öl ins Feuer gegossen und würde die Situation deutlich verschlimmern.

Die **Ernährungsregeln nach den Fünf-Elemente-Wandlungsphasen,** die auf den verschiedenen Zuordnungen der Lebensmittel nach den Fünf Elementen basieren, unterstützen die Selbstbehandlung bei Tinnitus. Ich möchte Ihnen die Einteilung nach Geschmacksrichtungen, die in einer besonderen Verbindung zu den Funktionskreisen und den Meridianen stehen, näher erläutern.

Die **Schärfe** wird dem Element Metall und dem Funktionskreis »Lunge« zugeordnet. Sie sorgt für Bewegung im Organismus, wirkt verteilend und fördert die Zirkulation der Energie und des »Bluts«. Die Geschmacksrichtung **salzig** gehört zum Element Wasser und dem Funktionskreis »Niere«. Sie wirkt sich schließend, weichmachend und besänftigend auf die Funktionen des Körpers aus. **Sauer** wird dem Element Holz und damit den Energiebahnen von Leber und Gallenblase zugeordnet. Diese Geschmacksrichtung wirkt sich schließend auf die Körperfunktionen aus, sie begünstigt das innerliche Verfestigen. Der **bittere** Geschmack steht in Verbindung zum Element Feuer, dem Herz- und dem Dünndarm-Meridian. Er wirkt trocknend auf den Körper und reinigt innerlich. Die **Süße** hat einen besonderen Bezug zum

Element Erde und dem Funktionskreis »Milz«. Sie verlangsamt alle Prozesse im Körper.

- Element Metall: kühl, scharfer Geschmack
- Element Wasser: kalt, salziger Geschmack
- Element Holz: lauwarm, saurer Geschmack
- Element Feuer: heiß, bitterer Geschmack
- Element Erde: neutral, süßer Geschmack

Zwischen den einzelnen Elementen und Geschmacksrichtungen bestehen Verbindungen, die für die Gesunderhaltung und für die Therapie von Krankheiten eine besondere Bedeutung haben. »Sauer macht lustig«, sagt der Volksmund. Die sauren Speisen wirken, in Maßen verzehrt, schädlichen Gefühlen, wie Zorn und Reizbar-

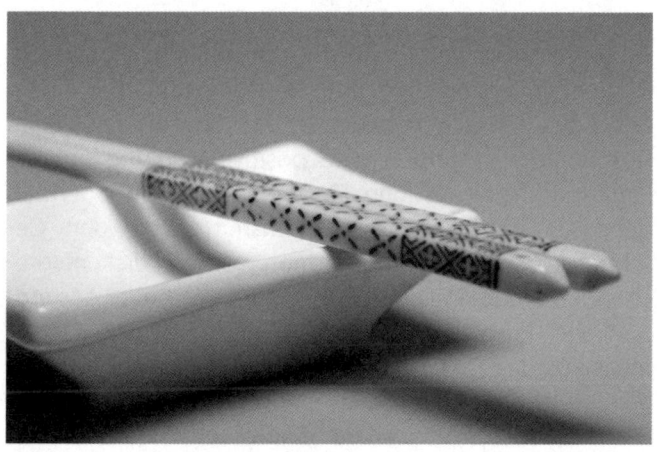

keit, entgegen. Diese Emotionen sind dem Funktionskreis »Leber« zugeordnet. Saures hilft bei heißen Temperaturen, das Schwitzen zu unterdrücken. Der Schweiß ist die Körperflüssigkeit, die nach den Fünf Elementen zum Herz-Dünndarm-Funktionskreis gehört. Übermäßiges Schwitzen schadet dieser Einheit und wird daher als Gesundheitsstörung betrachtet. Durch die Aufnahme von sauren Nahrungsmitteln und Getränken kann der Schweißverlust gestoppt werden.

Salz, in Maßen aufgenommen, fördert die Funktion von Niere und Blase. Es kann in der Ernährungstherapie gezielt zur Lockerung von chronischen Zuständen eingesetzt werden. Der Leber-Gallenblase-Funktionskreis ist zuständig für den Antrieb und die Dynamik eines freien Qi-Flusses im Körper. Stagniert dieser Fluss oder wird er blockiert, ist auch die Energie festgefahren. Chronische Krankheitszustände können Sie über die salzige Ernährung beeinflussen.

Das Prinzip der Ernährungsumstellung ist einfach. Es geht in erster Linie um die Dosierung. Bei einem gesunden Menschen bedeutet es, dass die jeweiligen Geschmacksrichtungen eine positive Wirkung auf die Funktionskreise ausüben. Zu wenig oder im Übermaß genossen, schädigen die Lebensmittel, die den Geschmacksrichtungen zugeordnet werden, die entsprechenden Meridiane und können zum Verstärker gesundheitlicher Probleme werden. Bei erkrankten Menschen muss aus diesem Grund sehr genau diagnostiziert werden, welcher Funktionskreis eingeschränkt ist. Nach der Diagnose sollten Speisen der empfohlenen Geschmacksrichtung nicht mehr oder nur in geringen Mengen verzehrt werden.

Grundsätzlich sollten Sie folgende Ernährungsregeln während der Jahreszeiten beachten:

◎ Im Frühling steigt die Energie. – Essen Sie daher nicht zu süß, denn die Wirkung der süßen Lebensmittel behindert das Ansteigen der Energie.

◎ Im Sommer öffnet sich der Körper. – Essen Sie während dieser Jahreszeit nicht zu scharf. Wenn sich der Körper im Sommer öffnet und aktiver ist als im restlichen Jahr, sollten Sie einen zusätzlichen Antrieb durch scharfe Speisen vermeiden.

◎ Im Herbst sinkt die Energie. – Essen Sie nicht zu sauer. Wenn die Körperaktivität langsam zurückgeht, sollten Sie diesen Vorgang nicht durch saure Lebensmittel verstärken.

◎ Im Winter schließt sich der Körper. – Essen Sie jetzt schärfer, und gleichen Sie so die mangelnde Bewegung aus.

Bei Tinnitus sind immer die geschwächten Funktionskreise »Niere« und »Leber« beteiligt. Sie stärken sie durch Nahrungsmittel, die sich auf diese Funktionskreise kräftigend auswirken, und Sie nutzen auch noch die Wirkung des Mutter-Sohn-Prinzips nach den Fünf Elementen, da die »Niere« die »Mutter« der »Leber« ist.

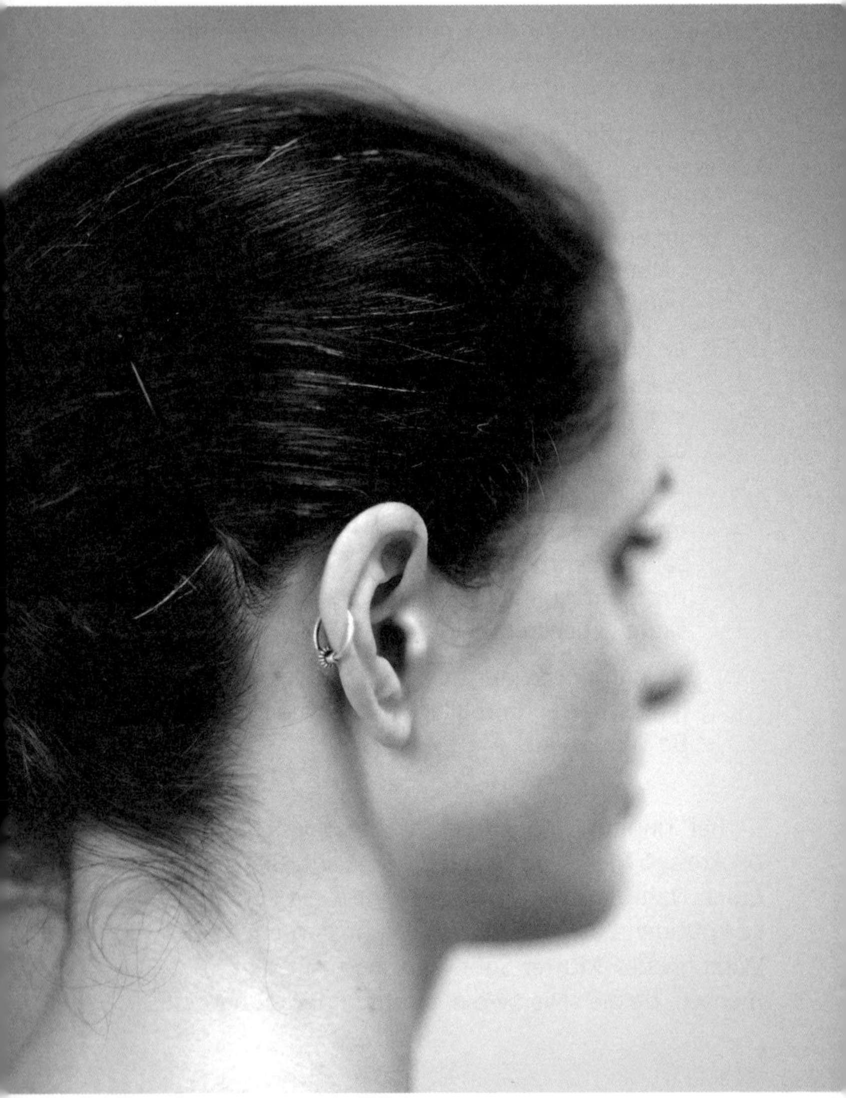

Das Selbsthilfeprogramm

Qigong-Übungen

Grundhaltung

Weil die **Grundhaltung** für alle Übungen gleich ist, möchte ich sie an dieser Stelle etwas ausführlicher erklären. Die Chinesen nennen die Position: »Auf Wolken sitzen«, und ich lade Sie dazu ein, richtig Platz zu nehmen. Ihre Füße sind parallel zueinander, etwa in Schulterbreite. Beugen Sie die Knie, und werfen Sie zur Kontrolle einen Blick auf Ihre Füße. Die richtige »Sitztiefe« erreichen Sie dann, wenn Sie nur noch die Zehenspitzen sehen können oder diese gerade verschwunden sind. Zur Kontrolle Ihrer Position können Sie sich auch vor einen Spiegel stellen. Wenn sich die Knie senkrecht über den Zehenspitzen befinden, dann »sitzen« Sie richtig. Dabei ist es egal, ob Sie X- oder O-Beine haben. Achten Sie beim Beugen der Knie besonders darauf, dass sich die Knie in Richtung der Fußspitzen bewegen und nicht nach innen oder außen drehen.

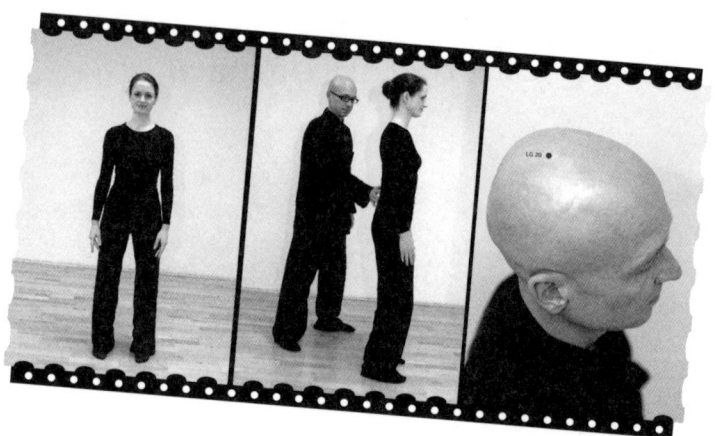

Begradigen Sie Ihre Lendenwirbelsäule, indem Sie das Becken leicht nach vorn kippen. Das ist besonders wichtig, weil Sie so dem Blasen-Meridian, dem Yang-Partner im Nierenfunktionskreis, eine durchgängige Position verleihen. Blockaden können im Alltag zu »Kreuzschmerzen« führen, die eigentlich nichts mit dem Rücken zu tun haben. Sie können sich auch versuchsweise an eine Wand stellen und den unteren Bereich der Wirbelsäule gegen die Wand drücken, sodass keine Hand mehr zwischen die Wand und den unteren Teil Ihres Rückens passt. Der Bereich Ihrer Lendenwirbelsäule ist nun so gerade wie die Wand. Stellen Sie sich einen Faden vor, der, am Steißbein beginnend, die Wirbelsäule mit der Erde verbindet und Sie zur Erde hinunterzieht.

Ihre Schultern hängen locker und tief. Damit Sie diese Position erreichen, ziehen Sie am besten die Schultern einige Male hoch, halten die Spannung und lassen sie dann »fallen«. Atmen Sie dabei kräftig aus, und »kultivieren« Sie diesen Vorgang, indem Sie einen der heilenden Laute aussprechen. (Einen Überblick über diese Laute finden Sie in der Übung »Geben Sie Laute von sich«.) Beobachten Sie, wie sich die Schultern mit jedem »Fallenlassen« tiefer senken, und spüren Sie dieser Lockerung nach.

Ihren Kopf halten Sie folgendermaßen: Stellen Sie sich vor, am höchsten Punkt des Kopfes, dem LG 20 – auch »Baihui« genannt –, werden Sie an einem Faden sanft nach oben gezogen. So dehnen Sie Ihre Halswirbelsäule und senken Ihr Kinn leicht.

Bleiben Sie vor dem Beginn der Bewegungsübungen jeweils eine Zeit lang in dieser Position. Korrigieren Sie sich so lange, bis Sie die Position als angenehm und entspannend empfinden. Beobachten Sie Ihre Atmung, wenn Sie die Meditation in Bewegung beginnen.

Ein kleiner Alltagstipp an dieser Stelle. Wenn Sie einmal länger stehen müssen, beispielsweise beim Wochenendeinkauf an der Kasse, kippen Sie Ihr Becken nach vorn, und begradigen Sie Ihre Haltung. Das hilft Ihnen, Blockaden und das Spannungsgefühl im Lendenwirbelbereich zu verhindern und zu lösen. So werden Sie länger entspannt stehen können.

Wenn Sie das Qigong-Training beenden wollen, erfolgt die Rückführung der Energie in den Bauchraum. Dort befinden sich das vordere, das mittlere und das hintere Energiezentrum. Die Energiezentren werden auch aus Dantien oder Zinnoberfeld bezeichnet. Die Meditation, die Ihre Energie zentriert, erfordert nur zwei Voraussetzungen:

- ◎ eine ausgeprägte Vorstellungskraft,
- ◎ die Bereitschaft zur Beobachtung der Natur, damit Sie diese Bilder in Ihr Gedächtnis zurückrufen können.

Zum **Abschluss jedes Trainings** legen Sie die Hände übereinander auf den Bauchnabel und konzentrieren die Energie an dieser Stelle. Die Ellbogen werden dabei ohne Druck an den Körper angelegt. Die Schultern hängen tief nach unten, und Ihren Kopf halten Sie aufrecht, ohne dabei eine unnötige Anspannung aufzubauen.

Stellen Sie sich nun einen strahlend blauen Himmel vor, der Ihren gesamten Bauchraum erfüllt. Wenn dieses Bild entstanden ist, lassen Sie vor Ihrem inneren Auge eine kleine Wolke über diesen Himmel ziehen. Sie können sich anstelle des Himmels auch einen See vorstellen. Es ist Nacht, und in den Wellen spiegelt sich das Mondlicht. Nehmen Sie die sanften Bewegungen der Wellen und das Licht bewusst wahr. Falls Sie ein anderes Bild wahrnehmen, lassen Sie es zu, und vertauen Sie auch hier auf Ihre Intuition.

Mein Tipp: Diese Meditation allein genügt in den meisten Fällen schon, die Spitzen des Stressalltags zu kappen. Sie gewinnen wieder Abstand und konzentrieren sich auf das Wesentliche, nämlich auf sich selbst. Die Meditation können Sie unauffällig in vielen Lebenssituationen machen. Je besser Sie die Methode beherrschen, weil Sie sich mit ihr in ruhigen Momenten vertraut gemacht haben, desto einfacher wird sie zu einem »Handwerkszeug« gegen den Stress im Alltag.

Den Körper strukturieren

Sicherlich hat Ihr Leben Struktur. Feste Pläne und Abläufe prägen Ihren Alltag. Dass Sie Ihre Strukturen an veränderte Bedingungen anpassen, versteht sich von selbst. Wieso sollten Sie unflexibel sein und sich selbst Steine in den Weg legen? Strukturieren Sie ausschließlich Abläufe oder auch sich selbst? So, wie sich die Prioritäten im Verlauf eines Tages verschieben können, verschiebt auch Ihr Körper die Prioritäten entsprechend den Aufgaben, die Sie zu bewältigen haben. In der Regel heißt das, dass sich die Energie auf den Brust- und Kopfbereich konzentriert.

Viele Menschen sind »Kopfmenschen«, und für die Bewältigung des beruflichen Alltags ist diese Energieverschiebung notwendig. Grundsätzlich ist sie nicht einmal schädlich, wenn die Verhältnisse regelmäßig wieder zurechtgerückt werden. Die chinesische Medizin vergleicht den Menschen mit einem Baum. Mit zum Himmel gestreckten Armen steht der Mensch fest auf der Erde, und über seine Füße bildet er Wurzeln aus, die sich tief in den Boden graben und ihn erden. Seine Beine sind der feste Stamm, sie gewährleisten seine Standfestigkeit, auch in den Stürmen des Lebens. Sein Oberkörper richtet ihn weiter in Richtung Himmel auf, und die Arme, Hände und Finger symbolisieren dabei die Äste und Zweige. Auch dieser Baum verjüngt sich nach oben, er wird immer leichter und flexibler. Aufgrund dieser Flexibilität brechen die Äste bei einem Sturm nicht so schnell. Mathematisch entspricht dieses Verhältnis 7:3 – Festigkeit und Stärke befinden sich unten, ihnen wird der Faktor Sieben zugeordnet. Die Leichtigkeit wird im Kräfteverteilungsverhältnis mit dem Faktor Drei oben angesiedelt.

Dieses Bild beschreibt auch die ideale Energie- und Kraftverteilung des Menschen: unten fest und oben leicht. Diese Energieverteilung wird im Laufe des Tages durch Stress und geistige Anforderungen umgekehrt. Konzentrationsstörungen, Gleichgewichtsprobleme und Stimmungsschwankungen können ein Anzeichen für eine veränderte Kräfteverteilung sein.

Mit dieser Übung rücken Sie Ihre Energieverhältnisse wieder zurecht. Sie stehen dazu in der Grundhaltung, dem schulterbreiten Stand. Vom Becken bis zu den Füßen sind Sie fest wie ein Baumstamm mit der Erde verwurzelt. Beim Einatmen nehmen Sie den Oberkörper wahr und sagen zu sich lautlos »leicht«. Beim Ausatmen nehmen Sie Ihr Becken und die Beine wahr und sagen zu sich lautlos »fest«.

Wenn ich einmal keine Zeit zum Üben finde, wiederhole ich diese Art zu stehen einige Mal. Probieren Sie es einmal aus.

Den Körper drehen und den Mond anschauen

Nehmen Sie die Grundhaltung im Stehen ein. Bevor Sie nun die langsame und fließende Bewegung beginnen, stellen Sie sich vor, dass Sie an einem Strand bis zu den Hüften eingegraben sind. Sie können also nur den Oberkörper bewegen. Für den Erfolg dieser Übung ist es wichtig, dass Sie das Becken nicht bewegen.

Heben Sie nun Ihre locker gestreckten Arme nach links oben, und drehen Sie dabei den Oberkörper. Die linke Hand heben Sie, bis sie sich etwas oberhalb des Kopfes befindet. Vom rechten Ellbogen bis zur linken Hand ergibt sich eine gerade Linie. Heben Sie das Kinn leicht an, und »betrachten Sie den Mond«. Atmen Sie während dieser Bewegung ein.

Lassen Sie nun die Arme in Zeitlupe fallen, und atmen Sie aus. Achten Sie auf Ihr fixiertes Becken, und drehen Sie sich dann nach rechts, während Sie die Arme wieder auf die gleiche Weise wie eben anheben und dabei einatmen.

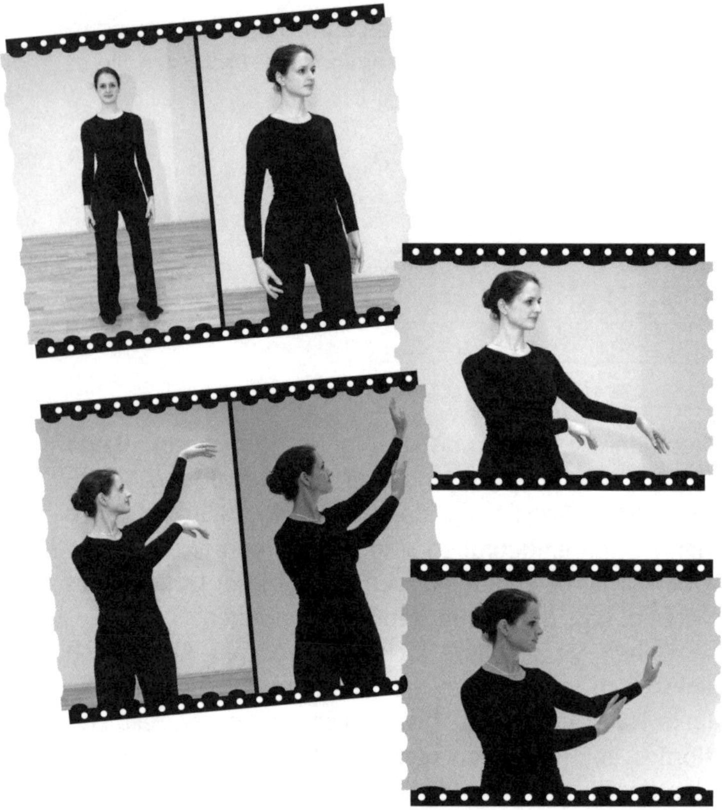

Grundsätzlich sollten Sie sich nur so weit nach hinten drehen, wie es Ihre persönliche Flexibilität zulässt. Spüren Sie in Ihrem Rücken, ob eine Anspannung entsteht. Diese ist ausdrücklich gewollt. Falls Sie keine Spannung spüren, haben Sie sich zu wenig gedreht. Korrigieren Sie Ihre Haltung. Während der gesamten Übung bleiben die Fußsohlen fest auf dem Boden.

Diese Übung bietet einige Vorteile. Durch das fixierte Becken pressen Sie besonders die Muskulatur neben der Wirbelsäule an die dortigen Dornfortsätze. So fördern Sie die Durchblutung wie bei einer Massage. Auf energetischer Seite werden durch den Druck gegen die Dornfortsätze Akupunkturpunkte angesprochen und gereizt. Diese Übung kann daher auch als eine Massagebehandlung von Akupunkturpunkten angesehen werden. Sie stärkt die Funktion der »Niere« und der »Milz«, hilft bei Rückenschmerzen und -verspannungen sowie bei Hexenschuss.

Diagonales Schieben

Nehmen Sie wieder die Grundhaltung ein. Beugen Sie Ihre Knie, und der Körper sinkt in Richtung Erde. Ziehen Sie nun die Hände zurück, und legen Sie sie auf die Beckenknochen. Die Handflächen zeigen in Richtung Himmel, halten Sie die Finger ausgestreckt, aber locker. Die Handgelenksfalte befindet sich auf der Höhe Ihrer Körpermitte, sodass Ihre Ellbogen nach hinten herausstehen und nicht zur Seite gedreht sind. Ihr Becken bleibt fest und unbewegt.

Schieben Sie nun mit aller Kraft mit der rechten Hand diagonal nach links, bis Unter- und Oberarm etwa einen 90°-Winkel bilden. Danach drehen Sie beide Handflächen wieder in Richtung Himmel und ziehen die Hand wieder in die Ausgangsposition zurück. Beim Schieben atmen Sie aus, und beim Zurückziehen atmen Sie ein. Wiederholen Sie die Übung mindestens eine Minute lang. Ihr Gefühl entscheidet, wie lange Sie die Bewegung machen sollten.

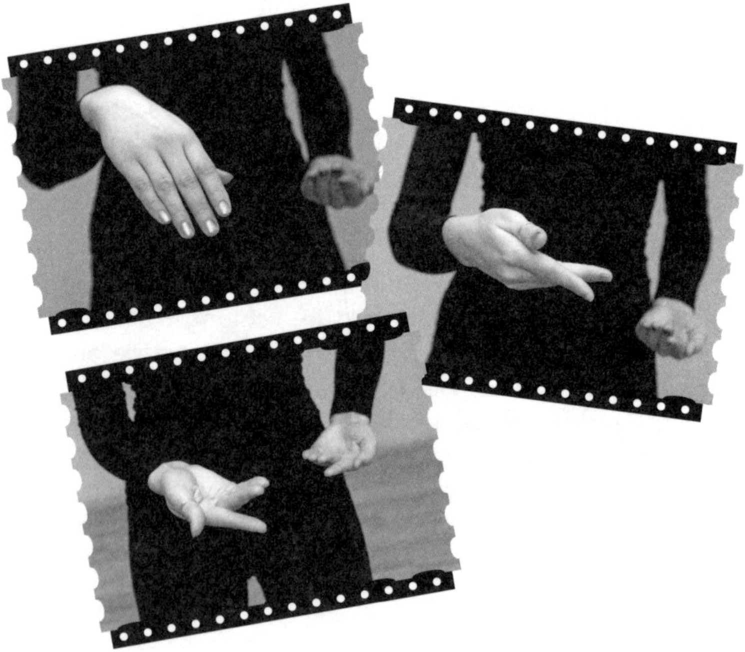

Die Übungsanleitung sieht vor, dass Sie »mit aller Kraft schieben«. Doch Muskelkraft allein reicht nicht aus. Setzen Sie Ihre mentale Stärke ein, und stellen Sie sich vor, dass Sie etwas Schweres von sich wegschieben. Ich schiebe beispielsweise gern Autos oder Schränke weg. Suchen Sie sich Ihren Fokus selbst aus, und setzen Sie sich dabei keine Grenzen. Viele meiner Kursteilnehmer schieben das Problem des Tages oder der Woche. Wieso nicht?

Beenden Sie die Übung, die das »Nieren«-Qi und den Lenden-Kreuzbein-Bereich stärkt, mit der Rückführung des Qi in den Bauchraum. Zum Abschluss legen Sie Ihre Hände übereinander auf den Bauchnabel und konzentrieren die Energie an dieser Stelle. Die Ellbogen werden dabei ohne Druck an den Körper angelegt. Die Schultern hängen tief nach unten, und Ihren Kopf halten Sie aufrecht, ohne dabei eine unnötige Anspannung aufzubauen.

Wirbelsäule und Nieren stärken

Diese Übung können Sie im Stehen oder im Sitzen ausführen. Sie zählt zu den »Brokatübungen«, einer bekannten Übungsreihe, die wegen ihrer besonderen gesundheitlichen Bedeutung geschätzt wird.

Im Stehen

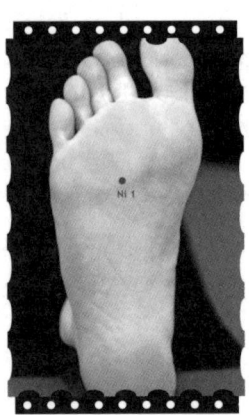

Sie beginnen die Übung im Stand. Dabei stehen Ihre Füße parallel zueinander und in Schulterbreite. Legen Sie eine Hand auf den Rücken der anderen Hand, und strecken Sie die Arme nach oben. Versuchen Sie, die ganze Wirbelsäule und besonders die Taille gerade nach oben zu ziehen. Lenken Sie Ihre Gedanken nun in die Füße, jeweils auf den Mittelpunkt des vorderen Fußdrittels. Dort befindet sich der »Yonquan«, der erste Punkt des Nieren-Meridians (Ni 1).

Während der gesamten Übung ruht Ihre Konzentration auf diesem Bereich. Beugen Sie sich langsam mit geradem Rücken nach vorn, und atmen Sie dabei aus. Versuchen Sie, mit Ihren Fingern die Fußspitzen zu berühren, sie kurz festzuhalten und leicht nach oben zu ziehen. Beim Einatmen heben Sie die Arme wieder nach oben und beginnen, die Wirbelsäule aus dem Kreuzbein heraus aufzurichten. Sie können auch eine andere Variante ausprobieren. Breiten Sie dazu die Arme seitlich aus, und heben Sie sie zur Seite hoch. Wiederholen Sie diese Übung sechs bis acht Mal.

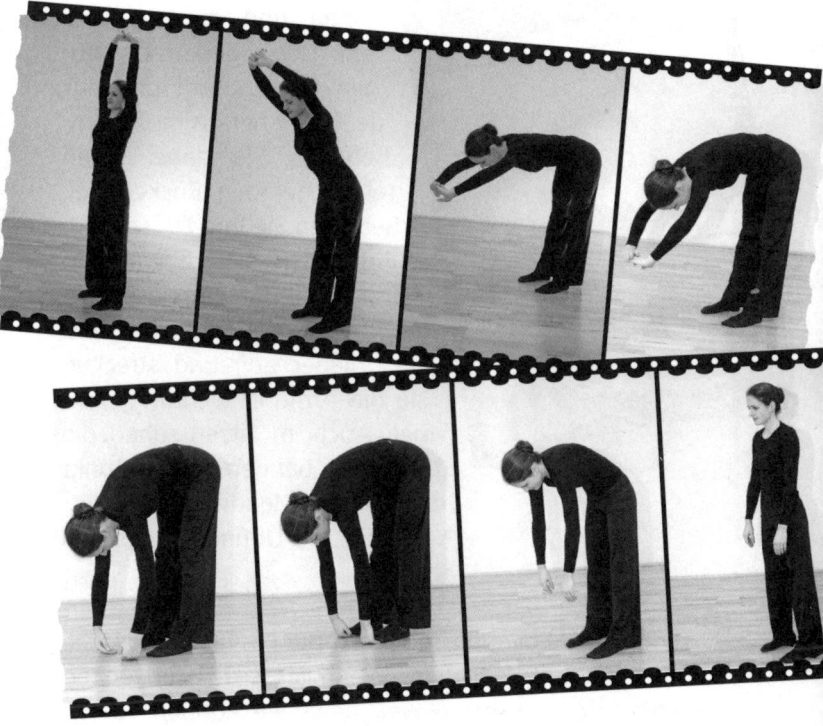

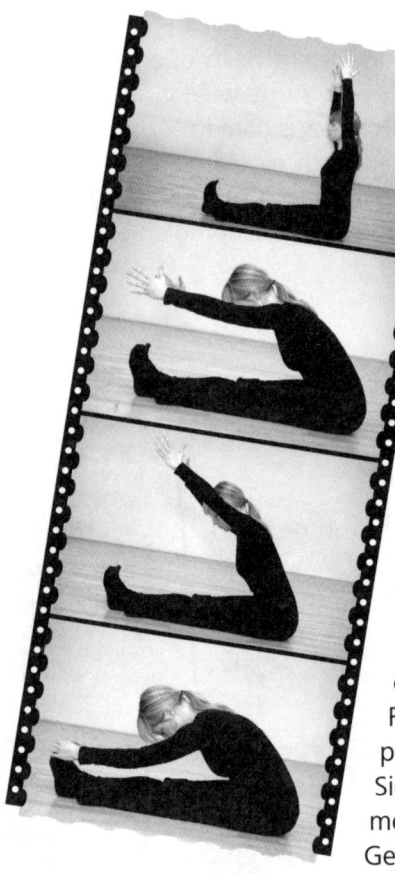

Im Sitzen

Wenn Sie zu Schwindelanfällen neigen oder Kreislaufprobleme haben, rate ich Ihnen zu dieser Position. Zuerst strecken Sie sich nach oben und atmen dabei ein. Den Oberkörper beugen Sie langsam und aus der Hüfte heraus nach vorn. Behalten Sie dabei einen relativ geraden Rücken bei. Berühren Sie Ihre Fußspitzen, und halten Sie sie während einer kurzen Atempause fest. Richten Sie dann den Oberkörper wieder auf, und strecken Sie die Arme in Richtung Himmel. Auch im Sitzen ruhen die Gedanken bei dem ersten Punkt des Nieren-Meridians. Wiederholen Sie die Übung mindestens acht Mal.

Auf der Abbildung sehen Sie die Position, in der Sie Ihre Bewegung beenden. Wenn Sie sich beim ersten Training noch nicht so weit bewegen können, lassen

Sie sich nicht entmutigen, denn die Übung macht auch den zukünftigen Qigong-Meister aus. Versuchen Sie es immer wieder, und Sie werden dieses Ziel erreichen. Beenden Sie beide Varianten dieser Übung durch die Rückführung der Energie in den Bauchraum, und zentrieren Sie Ihre Energie.

Die Übung stärkt den Funktionskreis »Niere« und kräftigt das Qi. Sie festigt die Knochen und hält die Sehnen elastisch. Kombinieren Sie die Übungen auch mit der Qigong-Nierenmassage. Dehnen Sie Ihren Körper, z. B. vier Mal, und massieren Sie anschließend ebenfalls vier Mal die Nieren. Durch das Training der Übung erhalten Sie Routine, wodurch Sie sich verstärkt auf den meditativen Aspekt konzentrieren können. Denken Sie beim Dehnen an den Punkt in der Mitte Ihres Fußballens. Beim Massieren spüren Sie die Hände und die Nierenzustimmungspunkte »Shenshu« (Bl 23), die als »Einflusspunkte des Rückens für den Nierenfunktionskreis« gelten. Sie liegen etwa zwei Fingerbreit seitlich der Wirbelsäule, etwa auf der Höhe des Bauchnabels. Die Lage dieser Punkte finden Sie auf S. 155f.

Der Kranich breitet seine Schwingen aus

Ich möchte Ihnen drei Sequenzen aus dem »Pagua«, die hier zu einer Übung zusammengefasst sind, vorstellen. Sie wirken sich besonders günstig auf die Nierenfunktion aus. Außerdem unterstützt die Übung durch sanftes Dehnen die körperliche Flexibilität und die Weichheit der Sehnen. Auch die Beweglichkeit der Wirbelsäule wird verbessert. Die drei Übungen bilden die siebte Folge der acht Einheiten des »Pagua«, die acht Himmelsrichtungen, und werden nacheinander geübt.

Erste Sequenz

Ihre Füße stehen parallel zueinander und befinden sich etwa auf Schulterbreite. Halten Sie den Körper locker, der Oberkörper ist aufgerichtet. Heben Sie wie in Zeitlupe die Arme seitlich nach oben, bis über den Kopf, und kreuzen Sie dann die Hände. Beugen Sie sich nun langsam nach vorn, der Rücken bleibt vorerst gerade. Sie beugen sich so weit, bis die gekreuzten Arme nach unten hängen. Zur Unterstützung der Abwärtsbewegung können Sie den Rücken auch leicht krümmen.

Lösen Sie nun die gekreuzten Arme, und heben Sie sie seitlich nach oben. Der Oberkörper bleibt nach unten gebeugt, bis die Arme die Höhe der Schultern erreicht haben. Danach richten Sie sich langsam auf. Wenn Sie wieder aufrecht stehen, kreuzen Sie erneut Ihre Hände und wiederholen diesen Teil insgesamt vier Mal. Atmen Sie während der Übung ganz natürlich, ohne sich besonders auf die Atmung zu konzentrieren.

Üben Sie die Bewegung anschließend in der umgekehrten Richtung. Sobald die Arme nach der letzten Wiederholung über dem Kopf gekreuzt sind, breiten Sie sie langsam zu den Seiten aus. Wenn Sie mit den Armen die Höhe der Schultern erreicht haben, beugen Sie auch den Oberkörper langsam nach unten, zuerst mit geradem Rücken, später kann er sich auch leicht runden. Am untersten Punkt angelangt, kreuzen Sie die Hände und heben die Arme nach oben. Der Oberkörper bewegt sich zuerst nicht mit. Wenn die Arme die Höhe der Schultern erreichen, richten Sie den Oberkörper langsam wieder auf, bis Sie aufrecht stehen. Wiederholen Sie diesen Bewegungsablauf danach drei Mal. Achten Sie darauf, dass die Beine immer durchgestreckt sind.

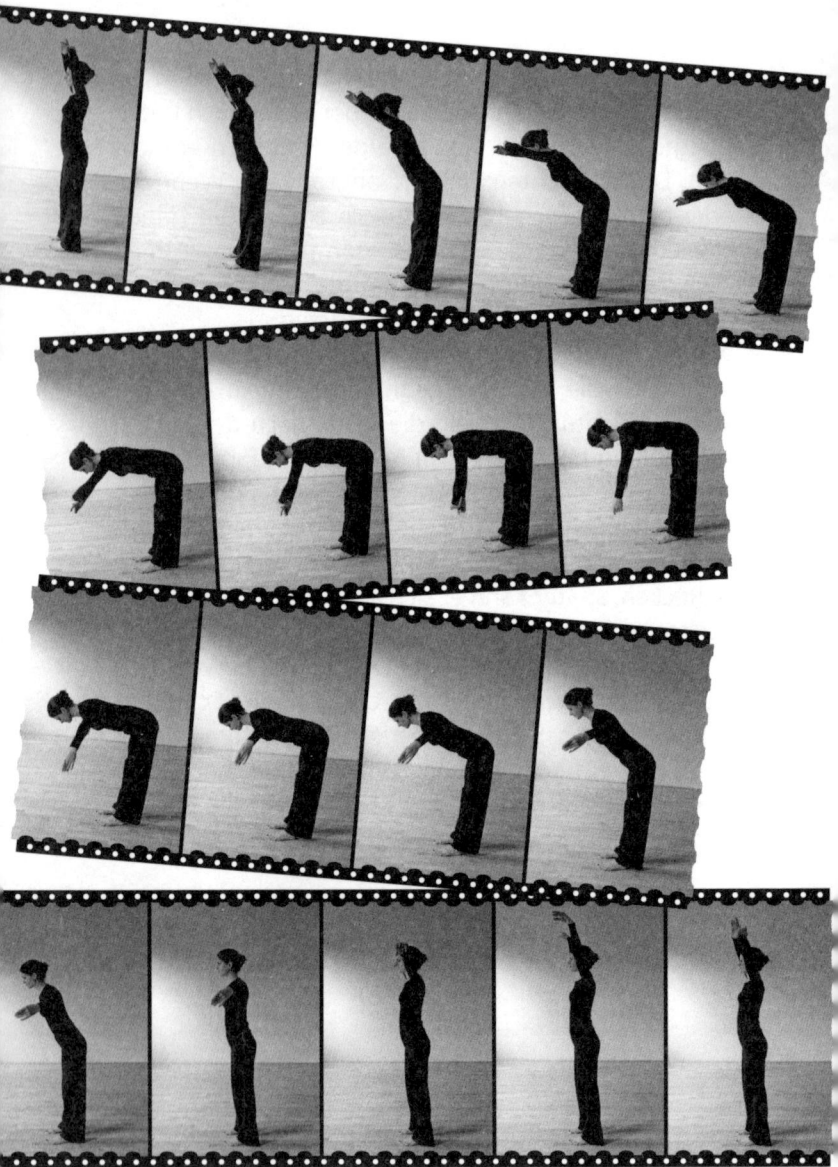

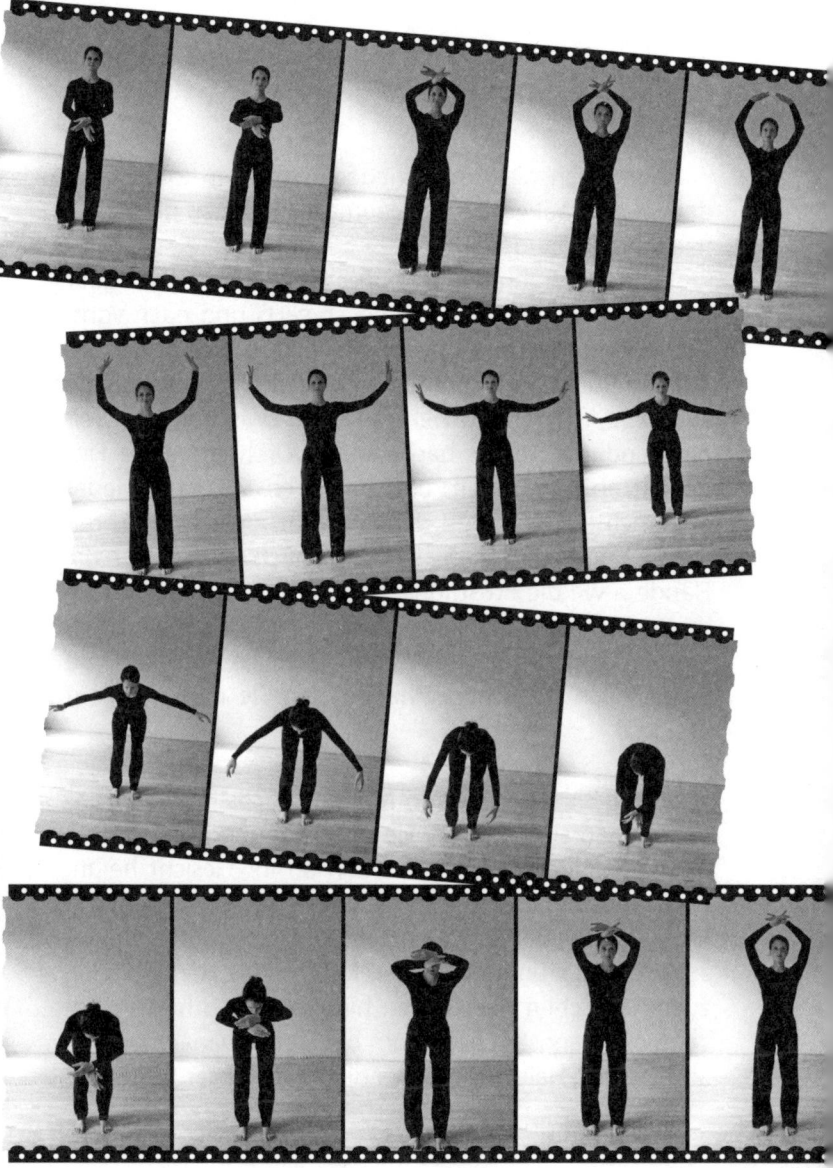

Zweite Sequenz

Wenn sich die Arme wieder über dem Kopf befinden, verschränken Sie die Daumen und legen die Handflächen aneinander.

Richten Sie Ihren Blick nun auf die Zeigefinger über Ihnen. Bewegen Sie die Arme abwärts und nach vorn, der Oberkörper folgt dieser Bewegung. Wenn Sie am tiefsten Punkt angekommen sind, ziehen Sie die Hände zurück. Anschließend ziehen Sie sie zwischen den Beinen hindurch, etwas nach hinten. Drehen Sie die Fingerspitzen nach oben, und beginnen Sie, sich wieder aufzurichten. Während der Aufwärtsbewegung führen Sie die Hände ganz nah am Körper nach oben. Wenn die Hände etwa die Brusthöhe erreicht haben, schieben Sie Ihr Becken leicht nach vorn, sodass Ihr Rücken ein Hohlkreuz macht. In dieser Position strecken Sie die Arme locker nach oben aus. Wiederholen Sie diesen Ablauf drei Mal.

Wenn sie beim vierten Mal am höchsten Punkt angekommen sind, kehren Sie die Bewegung um. Ziehen Sie die Hände zurück, ganz nah an Ihr Gesicht heran. Beginnen Sie dann damit, die Fingerspitzen in Richtung Erde zu drehen. Bewegen Sie dabei die Hüfte wieder zurück, und krümmen Sie den Rücken. Die Hände gehen zuerst zwischen den Beinen hindurch nach hinten, bevor Sie sie langsam nach vorn bewegen. Danach richten Sie sich auf. Halten Sie dabei die Arme locker gestreckt.

Wenn sich die Arme auf der Höhe Ihrer Augen befinden, schieben Sie das Becken wieder nach vorn. Das Hohlkreuz entsteht erneut. Nehmen Sie nun die Arme über den Kopf zurück, und wiederholen Sie den Teil weitere drei Mal.

Wichtig: Richten Sie Ihren Blick während des Übens immer auf die Fingerspitzen. So bewegen Sie sich rückenschonend.

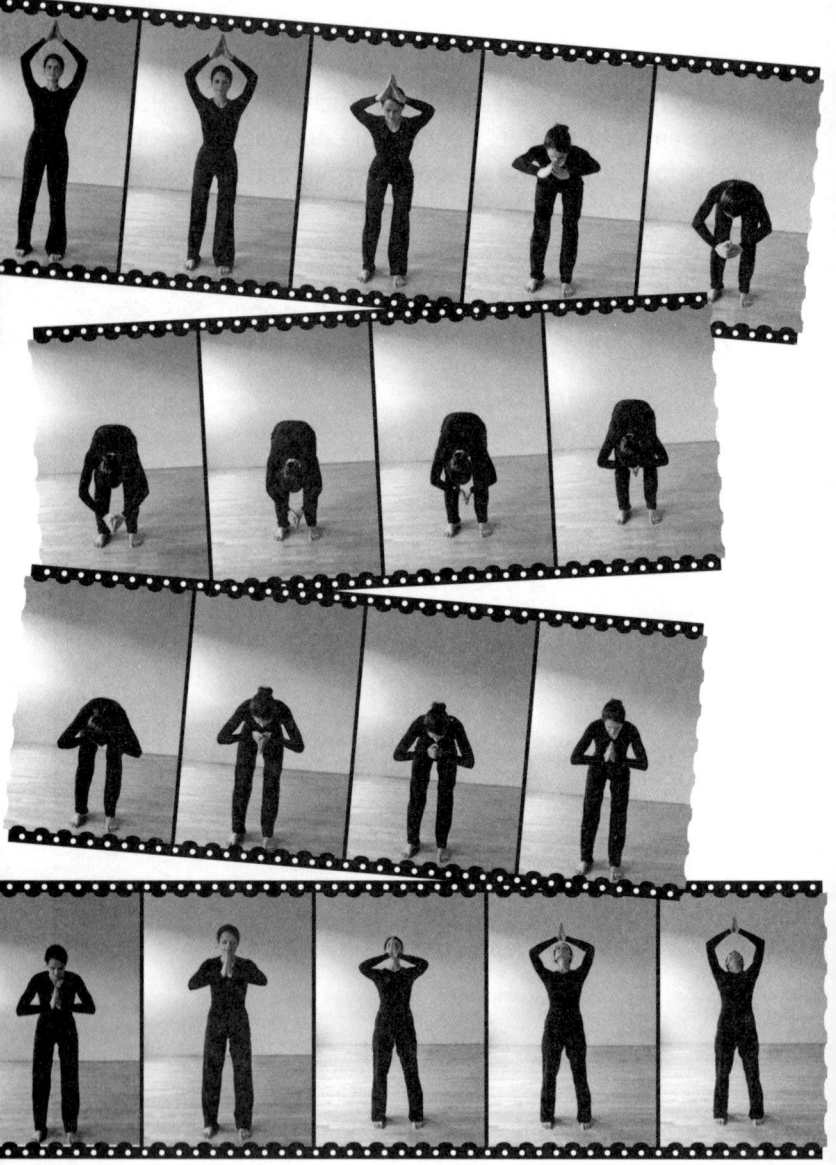

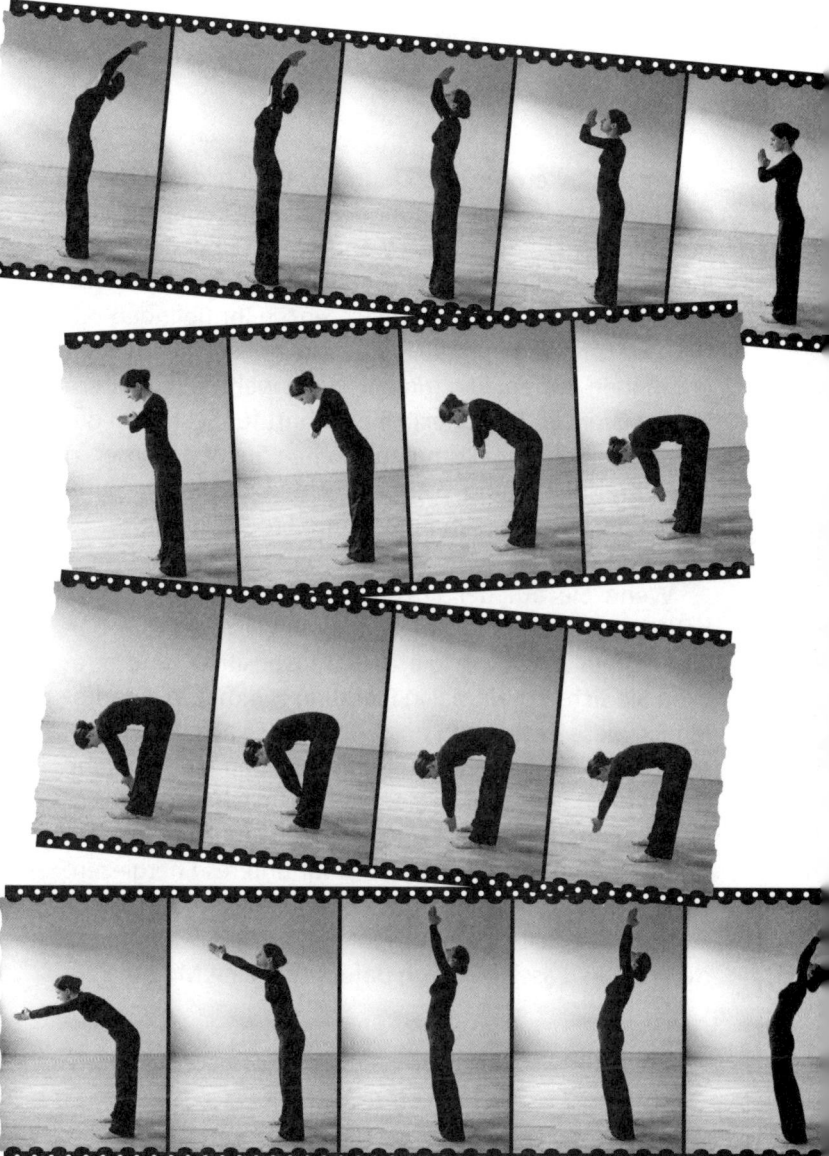

Dritte Übung

Verschränken Sie die Daumen, und bilden Sie mit den Händen ein »Dach« über dem Kopf. Drehen Sie sich nun zur rechten Seite, und wenden Sie dabei die Handinnenflächen zum Himmel. Beugen Sie den Oberkörper langsam nach unten, und beachten Sie Ihr Befinden dabei. Denken Sie daran, dass Sie zu keiner Zeit Schmerzen empfinden dürfen. Qigong darf nicht wehtun, erweitern Sie die Grenzen Ihrer Flexibilität Schritt für Schritt. In der tiefen Position angekommen, drehen Sie den Körper in einer Kreisbewegung von der rechten zur linken Seite, wobei die Handflächen in Richtung Erde zeigen.

Wenn Sie auf der linken Seite angekommen sind, richten Sie sich langsam wieder auf. Drehen Sie den Oberkörper zurück in die Ausgangsposition, und strecken Sie sich erst einmal in Richtung Himmel. Wiederholen Sie diese Bewegung noch drei Mal. Nach vier Abläufen kehren Sie die Bewegung um und beugen sich dann zuerst nach links, bevor Sie den Kreis nach rechts zeichnen. Beenden Sie die Übung gewohnt langsam und meditativ, indem Sie sich zuerst auf Ihr unteres Energiezentrum, den Bauchraum, konzentrieren. Richten Sie Ihre Aufmerksamkeit in die Fußsohlen, von den Zehen bis zu den Fersen. Lassen Sie sich dafür etwa eine Minute Zeit.

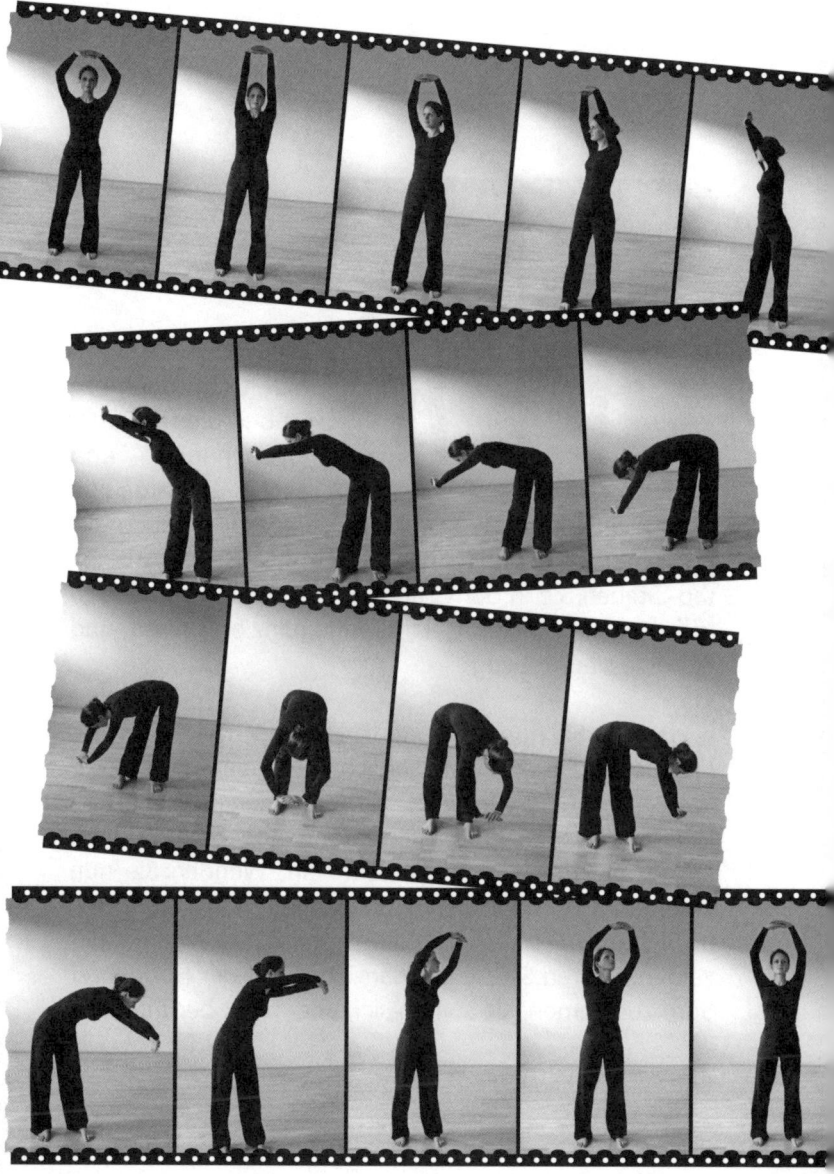

Das innere Qi beruhigen

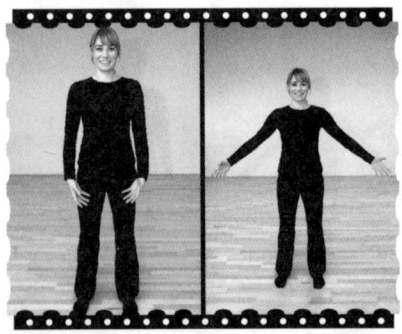

Dies ist eine Übung, die leicht erlernbar ist und die für Ruhe, Entspannung und eine gleichmäßige Energieverteilung im Körper sorgt. Sie dient auch zur Beruhigung, besonders nach einem hektischen Arbeitstag. Stehen Sie in der Grundhaltung. Die Arme hängen locker nach unten, Ihre Hände sind ganz entspannt, und die Knie sind gebeugt.

Drehen Sie nun langsam die Handflächen nach vorn, und heben Sie die Arme seitlich nach oben. Diese Aufwärtsbewegung wird vom Körper begleitet. Wenn Ihre Hände auf der Höhe der Ohren angekommen sind, sollten die Knie durchgestreckt sein. Wenden Sie nun in einem fließenden Bewegungsablauf die Handflächen in Richtung Erde, sodass die Fingerspitzen zueinander zeigen. Führen Sie sie langsam etwa auf der Höhe Ihrer Stirn zusammen, sie sollten sich aber nicht berühren.

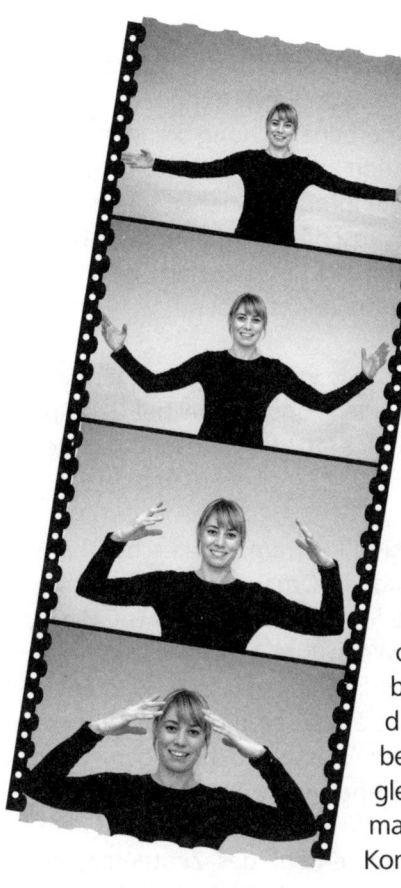

Nun geht es weiter in Richtung Erde, die Handflächen zeigen dabei zum Boden. Beugen Sie wieder Ihre Knie.

Ihr Ziel bei dieser Übung ist die Koordination der Auf- und Abwärtsbewegungen der Arme, d.h., Sie beginnen und beenden die Bewegung gleichzeitig. Das versteht man beim Qigong unter der Kontrolle über den Körper.

Während der Aufwärtsbewegung atmen Sie langsam, sanft und lautlos ein, bei der Abwärtsbewegung atmen Sie in der gleichen Weise aus. Das lautlose Atmen ist besonders wichtig, weil Sie die Energie im Körper aufbauen und sie nicht abatmen wollen.

Der erste Teil Ihrer Konzentration besteht in der Koordination von Auf- und Abwärtsbewegung. Lernen Sie die Faszination der Körperbeherrschung kennen. Der zweite Teil der Konzentration arbeitet mit einem Vorstellungsbild, das gespeicherte Informationen in Ihrem Körper abruft, damit der erwünschte Energiefluss entsteht. Informationen werden nur dann gespeichert, wenn Sie eine entsprechende Situation erlebt haben.

Stellen Sie sich vor, dass Sie in einem See stehen und die Hände aufs Wasser legen. Spüren Sie bei der Abwärtsbewegung die sanfte Kraft des Wassers, das gegen Ihre Hände drückt.

Weil Sie diese Bewegung in Ihrem Leben schon häufig durchgeführt haben, hat Ihr Organismus die Information gespeichert, dass Sie für diese Bewegung Energie in den Händen brauchen. Wenn Ihre Meditation intensiv genug ist und Sie sich nicht ablenken lassen, wird Energie in die Hände fließen. Sie werden das Gefühl haben, Ihre Hände tatsächlich im Wasser zu bewegen, oder eine angenehme Wärme und innere Bewegung in den Händen spüren.

Am Ende dieser Übung erfolgt das Zentrieren, indem Sie sich auf den unteren Bereich des Bauches konzentrieren.

Fußwurzeln wachsen lassen

Bei dieser Übung handelt es sich um eine Meditationstechnik, die sich bei Hörstörungen bestens bewährt hat. Sie können dabei stehen oder sitzen. Konzentrieren sich zuerst auf Ihre Fußsohlen. Nehmen Sie die Fußsohlen beginnend bei den Zehen über den Vorder- und den Mittelfuß bis hin zur Ferse wahr. Spüren Sie den intensiven Kontakt zur Erde.

Stellen Sie sich nun vor, wie Sie aus den Fußsohlen viele kleine Wurzeln in die Erde wachsen lassen. Sie graben sich langsam voran und festigen Ihren Halt. Im ersten Schritt sind Sie vielleicht nur zwei oder drei Zentimeter in den Boden vorgedrungen. Halten Sie erst einmal inne, und legen Sie eine kurze Pause ein. Nach einigen Momenten graben Sie tiefer. Die Wurzeln ragen nun bis zu zehn Zentimeter tief in den Boden. So verbleiben Sie für etwa eine Minute. Danach ziehen Sie die Wurzeln langsam wieder zurück, bis sie in Ihren Fußsohlen verschwinden. Es kann durchaus sein, dass Ihre Fußsohlen bei dieser Übung warm oder auch heiß werden, weil sich die Durchblutung verstärkt. Manchmal treten auch Sensibilitätswahrnehmungen, wie Kribbeln oder das Gefühl von kleinen Nadelstichen, auf. Das sind ganz normale Begleiterscheinungen, über die Sie sich keine Sorgen zu machen brauchen.

Ein Tipp: Sollten Sie aufgefordert werden, eine Rede oder einen Vortrag zu halten, bereiten Sie sich mit dieser »Erdung« vor. Es gibt nichts Schlimmeres, als in einer stressgeladenen Situation die Bodenhaftung zu verlieren. Die geistige Herausforderung, der Sie sich stellen, führt dazu, dass Ihre Energie im wahrsten Sinne des Wortes in den Kopf schießt. So verlieren Sie den festen Stand. Beobachten Sie einmal ganz bewusst einen Redner. Steht er fest wie ein Baum in der Erde verwurzelt, ist er sich seiner Aussage sicher. Wird er unsicher und verliert durch die erhöhte geistige Aktivität den Halt, beginnt er zu schwanken.

Eine Variante dieser Übung ist das **meditative Gehen**. Dabei setzen Sie zuerst die Ferse auf den Boden auf und rollen langsam den gesamten Fuß ab. Sie konzentrieren sich ganz auf die Kontaktfläche, die immer größer wird. Ihre Konzentration liegt nur auf einer Fußsohle. Neben der Energieverlagerung in die Füße erreichen Sie auch eine Stimulation der Fußreflexzonen.

Geben Sie Laute von sich

Gerade wenn Sie im Stress sind, geben Sie immer wieder einmal Laute von sich. Wächst die Anspannung oder dauert sie lange an, können Sie beobachten, wie Sie immer wieder und häufiger kräftig ausatmen und dabei vielleicht den Laut »Ohhh« aussprechen. Stellen Sie sich die Schrecksekunde vor, wenn beim Autofahren plötzlich ein Fahrzeug vor Ihnen bremst. Sie reagieren, aber Ihr Fahrzeug schleudert auf das Hindernis zu. Kurz vor dem Aufprall bleibt Ihr Auto stehen. Mit Sicherheit werden Sie kräftig ausatmen, damit Sie die angestauten Stressenergien abatmen und sich Luft verschaffen, nachdem Sie die ganze Zeit den Atem angehalten haben. Vielleicht sagen Sie »Haahh«. Dieser Laut bewirkt, dass Ihre Überspannung nachlässt und sich Atmung und Herzschlag normalisieren.

Laute, die man bewusst von sich gibt, haben eine besondere Wirkung auf das menschliche Innenleben. Das beobachteten auch die chinesischen Ärzte und begründeten die Lehre der heilenden oder heiligen Laute. Diese besagt, dass jedem Funktionskreis sowie dem gesamten Körper ein Laut zugeordnet ist. Spricht man den Laut aus, baut man Energie ab. Wird er dagegen lautlos gesprochen, stärken Sie das Qi. Das »Haahh« aus dem Beispiel wird dem »Herzen« zugeordnet. Ganz intuitiv benutzen viele Menschen diesen Laut in Stresssituationen und tun damit unbewusst genau das Richtige.

Lunge: SZ (alternative Schreibweise: SHÖ) – Sprechen Sie ein »SZ« aus, und lassen Sie in Ihrem Rachen das »Ö« entstehen.

Niere: TZÜ (TSCHUI) – Das »Z« wird wie ein lang gezogenes »S« gesprochen, und mit dem unteren Teil Ihres Rachens formen Sie das »I«.

Leber: SCHÜ (HSÜ) – Diesen Laut können Sie als »SCH« oder »S« aussprechen. Wenn Sie die Zungenränder seitlich hochklappen und eine Art Röhre formen, erhalten Sie einen »SCH«-Laut. Liegt die Zunge normal im Mund, hört sich der Laut wie »S« an. Den »Ü«-Laut bilden Sie im Rachen.

Herz: HA (HO) – Der Schrecklaut besteht aus einem »HA«, das im Rachen in ein »O« übergeht.

Milz: HU – Bei diesem Laut sollten Sie das »U« möglichst lange hauchen.

Gesamter Körper, besonders Dreifacher-Erwärmer-Meridian: SCHI (HSI) – Im »S« dieses Lautes bilden Sie in Ihrem Brustraum ein intensives »H«.

Die Sprechweise »laut« bedeutet, dass der Laut gerade noch hörbar ist. Es handelt sich also nicht um ein Schreien. Beim Qigong bevorzugt man auch hinsichtlich der Lautstärke die eher sanften Töne. Die Sprechweise »leise« dagegen bedeutet lautlos. Die tongebenden Körperteile, Mund, Zunge und Rachen, produzieren den Laut, sie tun dies aber nur absolut lautlos. Laute oder Töne sind Schwingungen, die sich auf den Körper übertragen und ihn so aktivieren können. Denken Sie einmal an ein Konzert, bei dem Ihnen der Bass, seine Frequenz und seine Lautstärke, auf den Magen schlagen. Oder an Ihr Lieblingslied, mit dem Sie positive Schwingungen verbinden. Oder denken Sie an meditative und ruhige Musik, die Ihren Organismus ganzheitlich lockert. Diese Schwingungsfrequenzen verändern Ihr Innenleben.

Wenn Sie unter großem Druck stehen, suchen Sie sich eine Möglichkeit, den »Herzlaut« HA (HO) hörbar und von intensivem Ausatmen begleitet mehrfach zu wiederholen.

Besonders die »Nieren«- und »Leber«-Töne sollten Sie in Ihr tägliches Übungsprogramm aufnehmen und zur Stärkung Ihrer Energie immer lautlos trainieren. Verbinden Sie die Töne einfach mit der intensiven und bewussten Atmung. Bei allen Bewegungsübungen, die im Atemrhythmus ausgeführt werden, können Sie die Laute einfügen. So erreichen Sie eine positive Variation dieser Atemtechnik und werten die Qigong-Übungen gleichzeitig auf. Um diese Ziele zu erreichen, bedarf es aber einer gewissen Übungspraxis. In den Anfängen sollten Sie sich ausschließlich entweder auf das Qigong oder die Atemtechnik konzentrieren.

Aber Vorsicht: Diese Töne rauben Ihnen, laut ausgesprochen, wirklich Energie, besonders in Verbindung mit einem bewussten und intensiven Ausatmen. Testen Sie die Wirkung einmal in einer ruhigen Minute, und finden Sie so Ihren Weg, Stress abzubauen. Zu diesem Zweck empfehle ich Ihnen besonders den Herz-Laut und den Laut des Dreifacher-Erwärmer-Meridians.

Entspannung

Das innere Lächeln

Vielleicht vergeht Ihnen auch täglich immer wieder das Lachen. Holen Sie es sich mit dieser Übung zurück. Lachen sorgt im Körper für eine positive Grundstimmung und eine gewisse Entspanntheit. Es löst schlagartig Verkrampfungen, die sich in Ihren Gesichtszügen widerspiegeln und die den Energiefluss in Ihrem Körper blockieren. Für alle Entspannungsübungen gilt: Wenn ich mir einer Anspannung nicht bewusst bin, kann ich sie auch nicht loslassen.

Schließen Sie bitte die Augen, und spannen Sie Ihre Gesichtszüge erst einmal an. Legen Sie die Stirn in Falten, und pressen Sie die Lippen fest zusammen. Halten Sie dies einige Sekunden lang. Beobachten Sie dabei die Atmung. Sie stockt und verkrampft genauso wie Ihr Energiefluss. Lösen Sie nun die Anspannung, sehen Sie in Ihren Körper hinein, und lassen Sie die Anspannung entweichen. Atmen Sie sanft, mühelos und langgezogen aus, und schenken Sie sich selbst ein Lächeln. Lächeln Sie in den Bauch, Ihr Hauptenergiezentrum, hinein. Mit jedem weiteren Ausatmen spüren Sie, wie die Anspannung schwindet. Zeigen Sie das innere Lächeln auch nach außen! Wie fühlt sich Ihr Körper jetzt an?

Üben Sie das innere Lächeln zuerst eine Minute lang, und weiten Sie die Übungszeit im Laufe der Zeit auf zwei Minuten aus. Es sind zwei Minuten nur für Sie und Ihren Körper. Sie lassen ihn innerlich erstrahlen, und diese Freude wird auch Ihr Umfeld wahrnehmen. Sie sollten diese einfache und praktische Entspannungsübung mehrmals täglich wiederholen. Lassen Sie sie zu einem Bestandteil Ihres Lebens werden, und geben Sie ihr feste Zeiten. Vielleicht starten Sie den Morgen einmal mit einem inneren Lächeln und nicht mit dem Gedanken an das, was Sie an diesem Tag alles erledigen müssen.

Die Anleitung zu dieser Übung klingt eigentlich ganz einfach, denn lachen kann doch jeder. Vielleicht ist die Übung Ihnen jedoch schwerer gefallen als vermutet. Vielleicht hat es gar nicht funktioniert. Eine Schülerin schenkte mir einmal ein Gedicht von einem unbekannten Verfasser. Sie hatte anfänglich ebenfalls Probleme damit, ihr inneres Lächeln zu finden. Die folgenden Worte haben ihr dabei geholfen. Vielleicht unterstützen sie auch Sie.

Ein Lächeln

Ein Lächeln kostet nichts und gibt so viel.
Es macht den reich, der es empfängt,
und macht den nicht arm, der es gibt.
Es währt nur einen Augenblick,
aber sein Nachhall kann ewig sein.

Niemand ist so reich,
dass er es gering achten dürfte,
niemand so arm,
dass er nicht davon geben könnte.
Es schafft Glück zu Hause,
die Stärke bei Geschäften
und das Gefühl für den Nächsten.

Ein Lächeln gibt Entspannung bei Müdigkeit,
und bei Erschöpfung gibt es neuen Mut.
Es ist Trost in der Traurigkeit,
es gibt Heilung bei jedem Schmerz.

Wie gut, dass man es nicht kaufen
oder stehlen kann,
denn es hat seinen Wert nur,
wenn es verschenkt wird.

Und wenn du eine Stunde erlebst,
die dir das erwartete Lächeln versagt,
sei nachgiebig und gib das deine.
Denn niemand braucht ein Lächeln
so sehr wie derjenige,
der es andern nicht zu geben weiß.

Reduzieren Sie äußere Einflüsse

Sie empfangen Stress über Ihre Sinne, dabei vor allem über die Augen und die Ohren. Viel mehr als beim Riechen, Schmecken oder Fühlen nehmen diese Sinnesorgane Informationen auf. Da der heutige Alltag sehr schnelllebig ist und jeder Tag eine neue Informationsflut mit sich bringt, sind unsere Sinnesorgane oft überlastet und ermüden schneller als noch vor 50 Jahren. Wenn Sie nichts mehr sehen wollen und sich denken: »Ich kann das nicht mehr hören«, dann sind Ihre Augen und Ohren überfordert, und Ihr Körper signalisiert Ihnen, dass er keine weiteren Informationen aufnehmen oder verarbeiten kann.

Diese Übung lässt sich am besten im Sitzen oder Liegen ausführen. Setzen Sie sich mit den Sitzhöckern auf die Vorderkante eines Stuhles. Legen Sie die Hände locker auf die Knie, und richten Sie den Rücken auf. Stellen Sie sich vor, dass Ihr Kopf an seinem höchsten Punkt ganz sanft nach oben gezogen wird. Das ist die Grundhaltung für alle Übungen, die Sie im Sitzen durchführen.

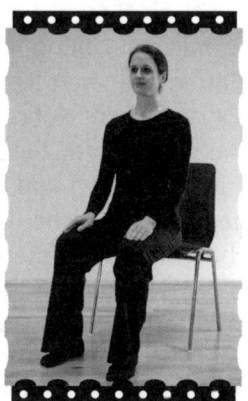

Für jedes Entspannungstraining gilt, dass Sie sich einen sanften Einstieg wählen. Schalten Sie Ihr »Stresslicht« wie mit einem Dimmer aus. Schließen Sie Ihre Augen zu Schlitzen (nicht vollständig!), und beobachten Sie die Atmung. Wie strömt die Atemluft in Ihren Körper, durch die Nase oder den Mund? Beobachten Sie einfach nur, und bewerten oder verändern Sie nichts. Stellen Sie fest, wie warm der eingeatmete Luft und wie warm sie beim Ausatmen ist. Konzentrieren Sie sich auf den Brustkorb, und sehen Sie vor Ihrem inneren Auge, welche Körperteile sich im oberen, unteren und in den seitlichen Bereichen beim Ein- und Ausatmen bewegen. Wie hoch hebt sich der Brustkorb beim Einatmen? Richten Sie nun Ihre Aufmerksamkeit auf den Bauch. Wie stark bewegt er sich? Hebt und senkt sich die Bauchdecke beim Atmen?

Nach diesem Einstieg beginnen Sie nun mit der eigentlichen Übung. Konzentrieren Sie sich ganz auf Ihre Ohren. Nehmen Sie ihre Größe von der Spitze bis zum Ohrläppchen wahr. Betrachten Sie vor Ihrem inneren Auge ihre Form. Selbst bei Menschen, die nicht von Tinnitus betroffen sind, entstehen in solch ruhigen Momenten Ohrgeräusche. Ignorieren Sie sie, und schenken Sie ihnen keine Aufmerksamkeit. Denken Sie an den Leitsatz: »Nicht jetzt – später!«

Beginnen Sie, lautlos folgende Wörter zu sprechen: Beim Einatmen sagen Sie »nicht«, bei Ausatmen »hören«. Wiederholen Sie »nicht hören« für etwa ein bis zwei Minuten, und bleiben Sie mit Ihrer Konzentration bei den Ohren.

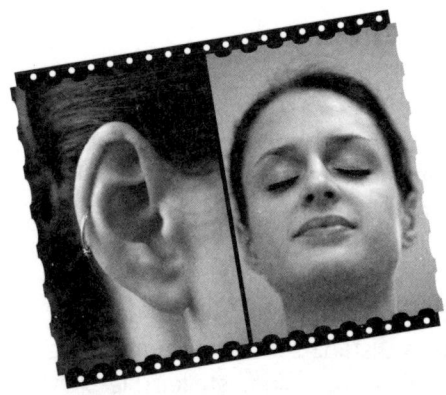

Wechseln Sie nun mit Ihrer Aufmerksamkeit in einen anderen Bereich des Körpers, zu den Augen. Nehmen Sie die Form und die Größe Ihrer Augen bewusst wahr. All Ihre Gedanken sind bei Ihren Augen. Wenn Sie dieses Meditationsziel erreicht haben, beginnen Sie wieder, lautlos zu sprechen. Beim Einatmen sagen Sie »nicht«, beim Ausatmen »sehen«. Wiederholen Sie diese Worte wieder für ein bis zwei Minuten, und lassen Sie keine Störung zu.

Zum Abschluss der Übung konzentrieren Sie sich ganz auf Ihren Bauchraum. Sie können gern die Hände übereinander auf den Bauchnabel legen. Die Ellbogen liegen dabei locker am Körper. Spüren Sie Ihren Bauchraum, und fühlen Sie die Weite und den Raum, die jeder Atemzug hinterlässt. Zur Unterstützung stellen Sie sich einen strahlend blauen Himmel vor, der Ihren gesamten Bauchraum erfüllt. Wenn Ihnen das gelungen ist, beobachten Sie eine kleine Wolke, die am Himmel entlang schwebt.

So sanft wie der Einstieg in diese Übung erfolgt ist, so langsam soll sie auch ausklingen. Die Konzentration auf den Bauchraum führt die Energie in das untere Energiezentrum zurück.

Tauchen Sie in Nebel ein

Diese Übung sollten Sie im Liegen ausführen. Entfernen Sie alle störenden Gegenstände, wie Kette, Uhr und Brille, von Ihrem Körper. Legen Sie unter Ihre Knie ein Kissen, so entspannen Sie Ihren Rücken.

Zu Beginn dieser Übung beobachten Sie wieder Ihre Atmung. Wenn Sie etwas Distanz zum Alltag aufgebaut haben und zur Ruhe gekommen sind, stellen Sie sich vor, dass ein angenehmer, sanfter Nebel Sie am Scheitel berührt. Er beginnt, langsam Ihren Körper zu umhüllen. Sie spüren, wie der Nebel nach unten zieht, wie er Ihre Stirn und Ihre Ohren bedeckt. Es ist ein angenehmes Gefühl, und die sanften Bewegungen des Nebels empfinden Sie wie eine angenehme, innere Massage. Sie lockern Ihre inneren Strukturen. Der Nebel strömt weiter nach unten, er bedeckt nun die Wangen, die Nase und den Mund. Danach umhüllt er Ihren Hals und Ihre Schultern. Er zieht weiter zu Ihren Füßen und hüllt dabei die Brust, den Ober- und den Unterbauch, die Arme und die Hände ein. Der angenehme Nebel bedeckt Sie immer weiter, die Lendengegend, die Oberschenkel, die Knie, die Unterschenkel und schließlich Ihre Füße.

Sie sind nun vollkommen von dem sanften, angenehmen Nebel umhüllt. Er fühlt sich wie ein Schutzmantel an und dämpft alles um Sie herum ab. Genießen Sie dieses Abgeschirmtsein eine Weile. Gehen Sie vor Ihrem inneren Auge ganz wahllos an verschiedene Stellen Ihres Körpers, und betrachten Sie die sanfte, schützende Nebeldecke.

So sanft, wie er gekommen ist, verschwindet der Nebel nun wieder. Zuerst am Scheitel, dann gleitet er über das Gesicht und den Hals bis zu den Schultern. Stellen Sie sich vor, wie Sie eine alte und verbrauchte Schutzhülle ablegen. Der Nebel zieht sich vom Oberkörper, den Armen und dem Lendenbereich zurück. Auch die Oberschenkel, die Knie und die Unterschenkel gibt er frei. Zuletzt werden die Füße wieder sichtbar. Konzentrieren Sie sich zum Abschluss der Übung zuerst auf die Spitzen

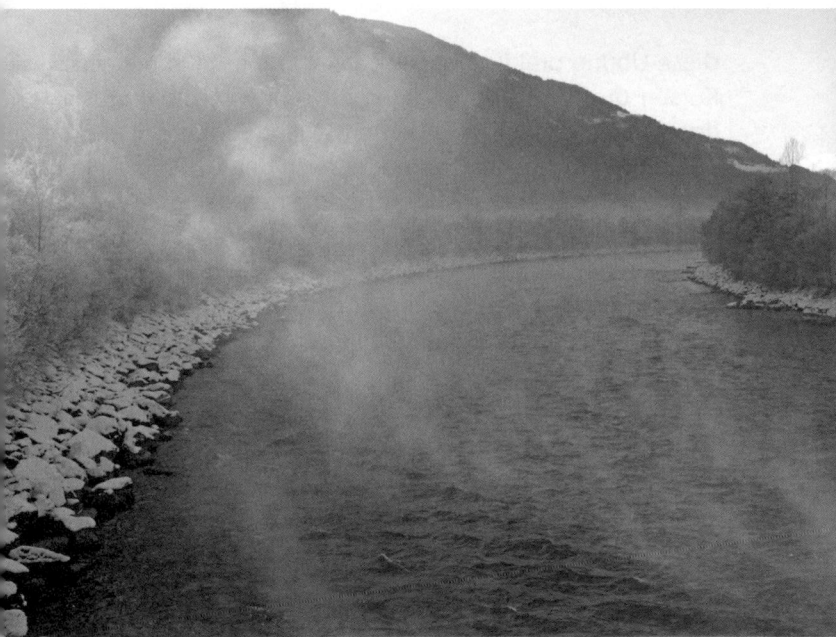

der Mittelfinger. Hier befindet sich der Akupunkturpunkt »Herzbeutel 9«, der unter anderem eine positive Fernwirkung auf Tinnitus hat. Anschließend konzentrieren Sie sich auf die Mittelpunkte Ihrer Fußballen, wo der Punkt »Niere 1« liegt, der eine sehr entspannende Wirkung hat.

Die weiche Methode des Atemanhaltens

Diese Übung praktiziere ich seit vielen Jahren in meinen Kursen und Workshops. Sie wirkt sehr intensiv und ist doch recht einfach zu erlernen. Nicht selten schlafen Teilnehmer in Abendkursen oder nach der Mittagspause dabei ein. Neben der Atmung und einer kleinen Bewegung arbeiten Sie mit der Kraft der Gedanken. Sie bedienen sich der lautlos gesprochenen Sätze und benutzen Wörter, die Ihr Körper kennt. Er reagiert dann aufgrund Ihrer Lebenserfahrung entsprechend.

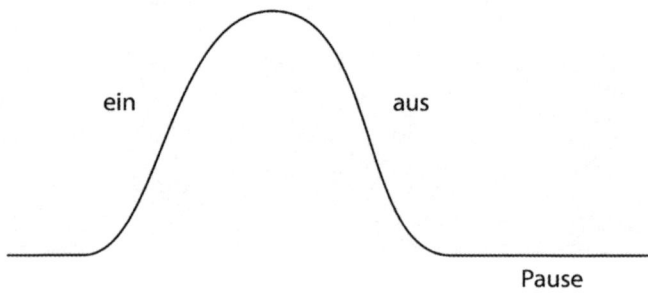

Führen Sie diese Übung im Liegen aus. Nachdem Sie zur Ruhe gekommen sind, beginnen Sie damit, Ihren Atemrhythmus zu verändern:

Atmen Sie sanft und langsam ein und eben so sanft und langsam wieder aus. Dann legen Sie eine natürliche Atempause ein, die so lange dauert, wie Sie sich dabei wohlfühlen. Es geht also nicht darum, wer am längsten die Luft anhalten kann. Sie werden sehen, dass ein sofortiges Einatmen nach dem Ausatmen nicht nötig und auch nicht natürlich ist. Wiederholen Sie diese Art zu atmen einige Male.

Nun fügen Sie eine kleine Körperbewegung hinzu. Beim Einatmen berührt die Zunge den Gaumen, und beim Ausatmen kehrt sie wieder in die ursprüngliche Position zurück, in der Atempause bleibt sie unbewegt. Machen Sie einige Wiederholungen, damit Sie sich an die Bewegung gewöhnen.

Behalten Sie den Atemrhythmus und die Zungenbewegung bei, und heben Sie nun beim Einatmen die Bauchdecke an. Lassen Sie wieder alles locker, wenn Sie ausatmen, und bewegen Sie in der Atempause nicht den Bauch. Wiederholen Sie auch diesen Teil, bis Sie sich an die Bewegung gewöhnt haben.

Beginnen Sie nun mit einem lautlos gesprochenen Satz, den Sie im Rhythmus Ihres Atems sprechen. Atmen Sie ein, und sagen Sie dabei »Ich«. Atmen Sie aus, und sagen Sie »bin«. Während der Atempause sprechen Sie lautlos das Wort »ruhig«. Wiederholen Sie den Satz »Ich bin ruhig« etwa eine Minute lang.

Danach verlängern Sie ihn. Sagen Sie beim Einatmen »Ich«, beim Ausatmen »bin« und in der Atempause »ruhig und entspannt«. Üben Sie diese Worte wieder für einige Zeit, bevor Sie den Satz nochmals verlängern.

Sie atmen wieder ein und sagen dabei »Ich«. Beim Ausatmen sagen Sie »bin«, und in der Atempause sagen Sie, noch immer lautlos, »ruhig und entspannt und fühle mich wohl«.

Lassen Sie sich nun zwei Minuten Zeit, damit die intensive Atmung und die Selbstsuggestion wirken können. Danach beenden Sie den Satz und sprechen nicht weiter. Die anderen Bestandteile der Übung, der Atemrhythmus, die Zungen- und die Bauchbewegung, führen Sie weiterhin aus. Stellen Sie dann zuerst die Zungenbewegung und anschließend die Bauchbewegung ein. Nach ein paar Momenten kehren Sie zu Ihrer normalen Atmung zurück. Den Abschluss der Übung bildet die Konzentration auf die Spitzen der Mittelfinger und anschließend die Mittelpunkte der Fußballen.

Wenn Sie sich noch nicht entspannen können, was beispielsweise bei Burn-out-Patienten der Fall sein kann, verzichten Sie ganz auf Ruheübungen. Lernen Sie in diesem Fall zuerst, langsam loszulassen. Die Fähigkeit zur Entspannung können Sie durch die Bewegungsübungen des Qigong trainieren.

Selektive Entspannung

Die Entspannungsübungen, die Sie bisher kennengelernt haben, dienen der Lockerung des ganzen Körpers. Die »selektive Entspannung« führt nicht nur zur Entspannung von verkrampften Bereichen, Sie können diese Meditation insbesondere bei Schmerzen oder starke Spannungszustände ausprobieren.

Schließen Sie die Augen, und fixieren Sie mit Ihren Gedanken den Bereich des Körpers, den Sie entspannen wollen. Nehmen Sie ihn ganz bewusst wahr, und lassen Sie keine störenden Gedanken zu. Atmen Sie nun bewusst ein. Beim Ausatmen sprechen Sie in Gedanken eines oder mehrere der folgenden Wörter: »entspannt«, »weich«, »schwer« oder »warm«. Wählen Sie sich Ihren Fokus selbst aus. Sie können natürlich auch andere Wörter wählen, die bei Ihnen Wohlgefühle auslösen. Sprechen Sie so lange in Ihren Körper hinein, bis Sie eine Entspannung spüren.

Eine zweite Möglichkeit zur inneren Lockerung ist die Vorstellung, dass viele kleine, sanft dahinschwebende Wolken in den verkrampften Bereich eindringen. Dort lockert die Bewegung der Wolken den Körper bis in die feinsten Strukturen. Versuchen Sie, sich diese sanfte, innere Bewegung vorzustellen, und lassen Sie Ihre Anspannung los. Mit beiden Methoden werden Sie überraschende Erfolge erzielen. Probieren Sie sie aus, und setzen Sie den Schmerzen Entspannung entgegen.

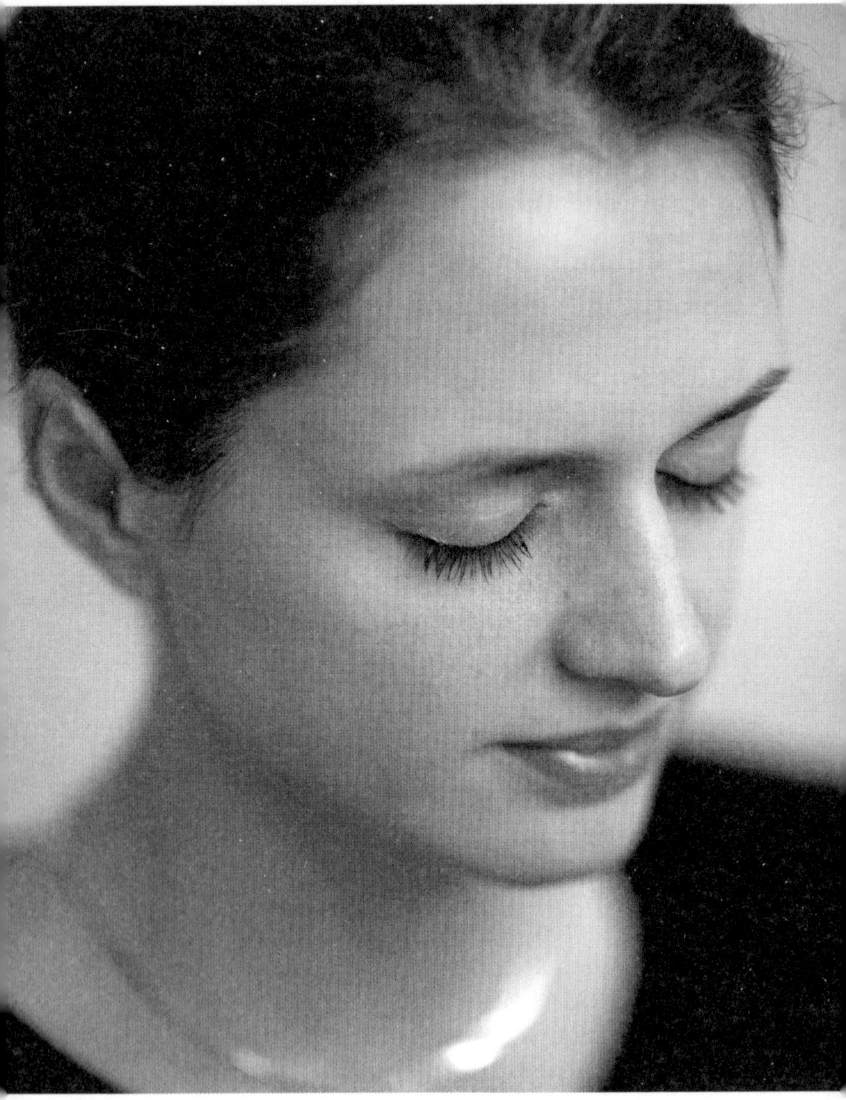

Die Blitzentspannung im Stress! Ich zeige Ihnen eine Übung, die einfach klingt und es auch einfach ist, und in Stresszeiten trotzdem schnell wirkt. Zählen Sie Ihre Atemzüge! Machen Sie nichts anderes, sondern zählen Sie nur Ihre Atemzüge. Entspannung hilft und wirkt dem Tinnitus entgegen. Das beste Ergebnis erreichen Sie, wenn Sie möglichst oft und regelmäßig trainieren sich zu entspannen. Als ich die Selbsthilfemethoden für dieses Buch zusammengestellt habe, wollte ich Ihnen einerseits alltagstaugliche Übungen vorstellen, die Sie mit einem relativ geringen Zeitaufwand ausführen können. Sie sollten aber auch zeit- und wirkungsintensivere Methoden vorfinden. Ein ideales Training ist es, wenn Sie mindestens ein Mal täglich etwa zwei Minuten lang eine Schnellentspannung und mindestens ein Mal pro Woche eine längere Entspannungsübung praktizieren. Probieren Sie die Übungen aus, die Ihnen am besten gefallen. Ihr Körper wird Ihnen für diese Auszeiten dankbar sein, denn Entspannung ist ein wichtiger Schritt auf dem Weg zur Besserung.

Massagen und Akupressur

Qigong-Nierenmassage

Zu Beginn jedes Tages sollten Sie sich eine Qigong-Nierenmassage gönnen. Die Qigong-Massage vereinigt die
drei Säulen des Qigong: Bewegung, Atmung und Meditation. Diese Übung ist leicht auszuführen, erfordert
nicht viel Zeit und lässt sich daher sehr gut in den Alltag
integrieren.

Stehen Sie so, dass Ihre Füße parallel zueinander stehen und sich in Schulterbreite befinden. Legen Sie die
Hände vor der Brust aneinander.

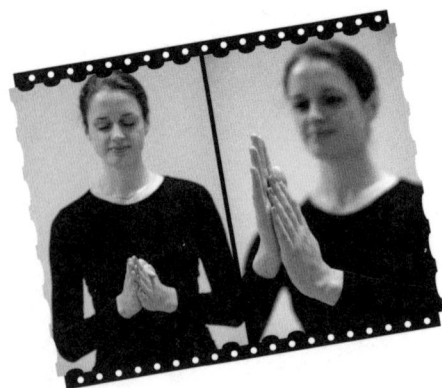

Reiben Sie kräftig
Ihre Hände, führen Sie
sie nach hinten auf den
Rücken, und reiben
Sie dort die Nierenge-
gend links und rechts
von der Wirbelsäu-
le. Dies ist die erste
Qigong-Säule, **die Be-
wegung.**

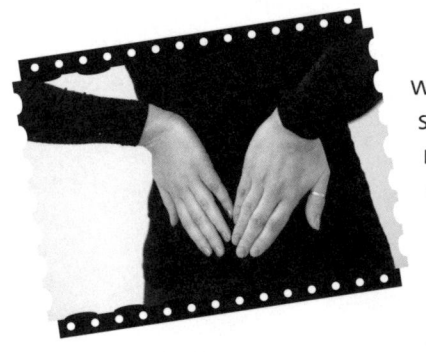

Legen Sie die Hände wieder aneinander, und spüren Sie die Temperatur Ihrer Hände. Beginnen Sie, Ihre Hände kräftig zu reiben, und fühlen Sie, wie Ihre Handflächen heiß werden. Führen Sie die Hände wieder auf den Rücken, und konzentrieren Sie sich auf die Wärme, die von Ihren Händen an die Nieren abgegeben wird. Konzentrieren Sie Ihre Gedanken auf die Erwärmung. Dies ist die zweite Qigong-Säule, **die Meditation.**

Bringen Sie die Hände wieder vor den Körper, und legen Sie sie aneinander. Konzentrieren Sie sich auf die Temperatur in den Händen, und atmen Sie ganz bewusst aus. Beim nächsten Einatmen reiben Sie wieder kräftig Ihre Hände und spüren der deutlichen Erwärmung nach. Wenn Sie eingeatmet haben, halten Sie den Atem an und führen die Hände zum Rücken. Dann reiben Sie kräftig Ihren Rücken, atmen aus und spüren die Erwärmung. Dies ist die dritte Qigong-Säule, **die Atmung.**

Ich empfehle Ihnen, diese Übung mehrmals täglich, etwa sechs bis acht Mal, auszuführen. Durch die Massage aktivieren Sie die Shenshu-Punkte (Bl 23), die als »Einflusspunkte des Rückens für den Nierenfunktionskreis« gelten. Die Shenshu-Punkte liegen auf Höhe des Bauchnabels etwa zwei Fingerbreit seitlich der Wirbelsäule. Diese Übung verbessert nicht nur die Funktion des Gehörs, sondern wirkt auch positiv auf andere Bereiche, z. B. die Sehkraft.

Ohrmassage

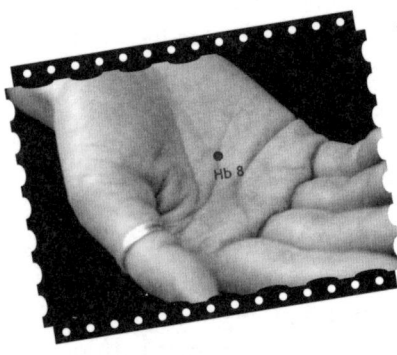

Wenn Sie etwas mehr Zeit zur Verfügung haben, beginnen Sie Ihren Tag mit der Ohrmassage. Aktivieren Sie dazu die Energie in Ihren Händen, vor allem die Akupunkturpunkte »Laogong« (Hb 8) in der Mitte Ihrer Handfläche, durch kräftiges Reiben. Danach legen Sie die Handflächen auf die Ohren und hören erst einmal dem vermeintlichen »Meeresrauschen« Ihrer eigenen Blutzirkulation zu.

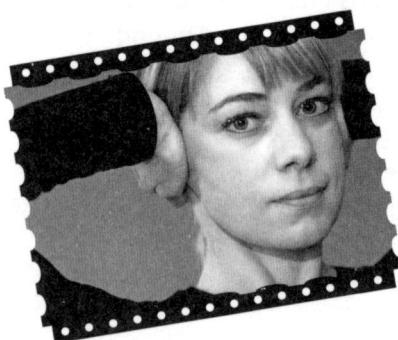

Nun drücken Sie kräftig gegen Ihre Ohren, sodass sich zwischen den Ohren und den Händen ein Unterdruck bildet und Sie nichts mehr hören können. Schieben Sie zur Verstärkung dieses Unterdrucks die Hände nach hinten.

Wiederholen Sie die Vor- und Rückwärtsbewegung so lange, wie Sie sich dabei wohlfühlen, und behalten Sie dabei den Druck auf die Ohren bei. Zum Abschluss der Übung schieben Sie die Hände nach hinten und lassen schnell los.

Ohrakupressur

Während die Ohrmassage eine »Ganz-Ohr-Selbstbe-handlung« ist, wird diese Übung etwas spezifischer. Bei Tinnituspatienten hat sich ein bestimmtes Punktsystem bewährt. Es löst die Energieblockade und kann Ohrgeräusche abklingen lassen. Man unterscheidet dabei lokale Punkte, die sich direkt an den Ohren befinden, und Fernpunkte. Diese scheint auf den ersten Blick nichts mit den Ohren zu verbinden, doch trotz ihrer großen Distanz sind sie für die Selbstbehandlung wichtig. Zuerst mache ich Sie mit den Punkten bekannt, die im Bereich des Ohres liegen.

◎ Gallenblase (Gb) 2, der »Versammlungspunkt für das Gehör«

Er liegt am Ansatz des Ohrläppchens, und man findet ihn am besten bei leicht geöffnetem Mund in der kleinen Vertiefung. Er lässt das Qi fließen und wirkt harmonisierend auf das Gehör und dessen Funktion. Dieser Punkt wird bei der Behandlung von Tinnitus, Schwerhörigkeit, Otitis und

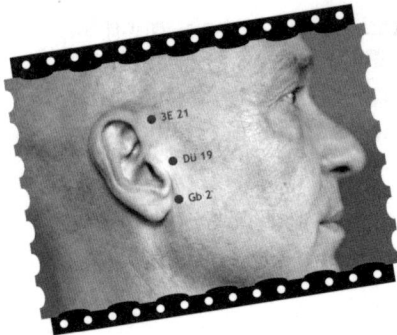

Ohrenschmerzen mit Eiterausfluss, aber auch von Zahnschmerz, Krämpfen und Trigeminusneuralgie genutzt.

◎ Dünndarm (Dü) 19, der »Palast des Gehörs«

Dieser Punkt liegt etwas höher als Gb 2, etwa in der Mitte zwischen Ohransatz und -spitze. Auch er lässt sich bei geöffnetem Mund leicht ertasten und kann bei der Behandlung von unterschiedlichen Hörstörungen, wie Tinnitus, Schwerhörigkeit, Taubheit, Otitis, aber wiederum auch bei Zahnschmerz und der Trigeminusneuralgie stimuliert werden.

◎ Dreifacher-Erwärmer (3E) 21, die »Pforte des Ohres«

Die »Pforte des Ohres« liegt noch ein Stück über dem Dü 19 am oberen Ohransatz. Ein geöffneter Mund erleichtert die Suche nach 3E 21. Nicht selten verändern sich die Ohrgeräusche sofort, wenn er gedrückt wird. Dieser Punkt »öffnet das Ohr«. Er wird daher bei der Behandlung von Tinnitus und besonders bei Ohrgeräuschen, die wie ein Insektenschwarm klingen, bei Mittelohrentzündung und Schwellungen im und am Ohr eingesetzt.

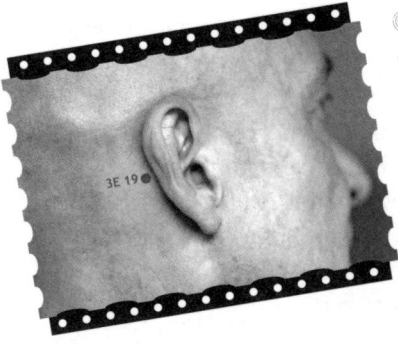

◎ Dreifacher-Erwärmer (3E) 19, der »Punkt hinter dem Ohr«

Dieser Punkt befindet sich hinter dem Ohr, etwa auf einer waagerechten Linie mit dem Dü 19. Auch er ist druckempfindlich und leicht zu lokalisieren, weil er sich in einer kleinen Vertiefung befindet. Er reguliert den Qi-Mechanismus und wirkt zerstreuend auf den »Wind-Einfluss«. Eine Stimulation hilft besonders bei Tinnitus, Ohrenschmerzen und Schwellungen, aber auch bei Kopfschmerz und einem Druckgefühl in der Brust.

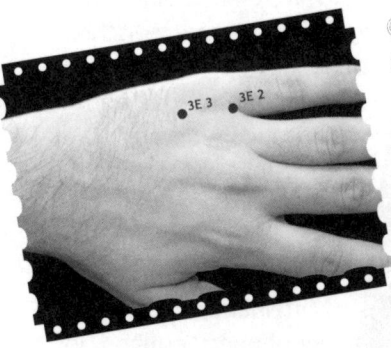

◎ Dreifacher-Erwärmer (3E), 2 »Yemen« und 3 »Zhongzhu«

Diese Fernpunkte liegen auf dem Handrücken. Den Dreifacher-Erwärmer 2 »Yemen« finden Sie auf Höhe des Grundgelenks der Finger, im Raum zwischen dem kleinen Finger und dem Ringfinger. Der Dreifacher-Erwärmer 3 »Zhongzhu« liegt in der Verlängerung der Fingerknochen des kleinen Fingers und des Ringfingers, etwa an der Stelle, wo die

Knochen fast zusammentreffen. Beide Punkte sind druckempfindlich, und Sie werden sie daher sicherlich finden. Der »Yemen« kann zur Behandlung von Gehörsturz, Ohrschmerzen und Tinnitus aktiviert werden. Der »Zhongzhu« befreit alle Sinnesöffnungen und lockert den Qi-Mechanismus. So wird er bei der Behandlung von Tinnitus, Kopfschmerzen, Gleichgewichtsstörungen und Nackenschmerzen stimuliert.

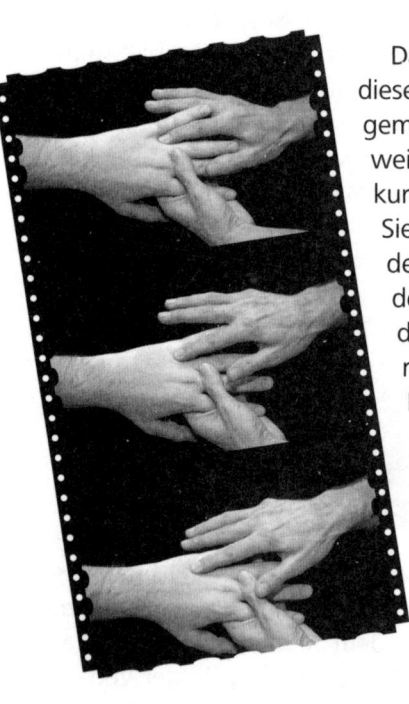

Da die Massagetechnik zu diesen Punkten von den allgemeinen Techniken abweicht, möchte ich sie Ihnen kurz beschreiben. Drücken Sie mit dem Zeigefinger der einen Hand zwischen den kleinen Finger und den Ringfinger der anderen Hand. Vorsicht: Die Druckstelle ist schmerzempfindlich. Dann reiben Sie unter Beibehaltung dieses Drucks am Mittelhandknochen des Ringfingers entlang in Richtung Handgelenk. Setzen Sie erneut am Ausgangspunkt an, und wiederholen Sie diesen Bewegungsablauf mehrfach. Neben der Aktivierung der beiden Punkte erreichen Sie einen Energieschub in Richtung des Meridianverlaufs.

Zum Schluss möchte ich Ihnen noch einige Punkte vorstellen, die nicht zum Dreifacher-Erwärmer-Meridian gehört. Sie sollten diese Punkte einzeln aktivieren.

◎ Lenkergefäß (LG) 20, »Zusammenkunft aller Leitbahnen«

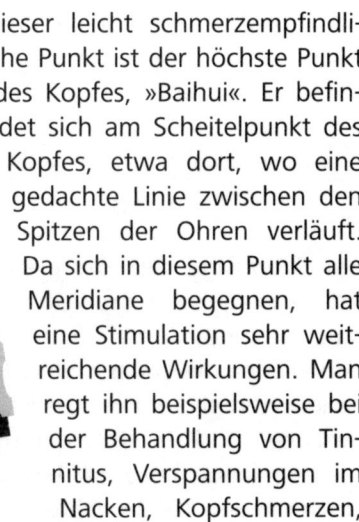

Dieser leicht schmerzempfindliche Punkt ist der höchste Punkt des Kopfes, »Baihui«. Er befindet sich am Scheitelpunkt des Kopfes, etwa dort, wo eine gedachte Linie zwischen den Spitzen der Ohren verläuft. Da sich in diesem Punkt alle Meridiane begegnen, hat eine Stimulation sehr weitreichende Wirkungen. Man regt ihn beispielsweise bei der Behandlung von Tinnitus, Verspannungen im Nacken, Kopfschmerzen, Gleichgewichtsstörungen an, aber auch bei einem Gefühl innerer Unruhe oder bei Schreckhaftigkeit.

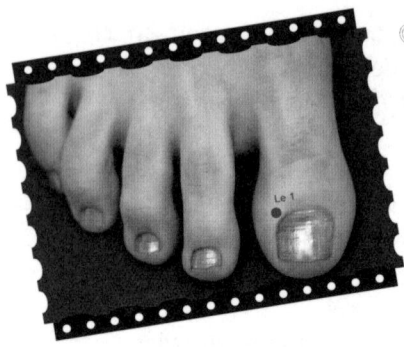

◎ Leber (Le) 1, »Dadun«

»Dadun«, der erste Punkt des Leber-Meridians, bietet neben vielen Einzelwirkungen vor allen Dingen einen wichtigen Therapieansatz. Er wirkt gegen hochschlagendes Yang des Leber-Meridians, das ein Hauptauslöser für Hörstörungen sein kann. Der »Dadun« liegt im Nagelwinkel des großen Zehs auf der Innenseite.

Ohrreflexzonenmassage

Die Grundlage der Ohrreflexzonentherapie ist: »Das Große spiegelt sich im Kleinen wider.« Alle Organe und Strukturen des Körpers finden sich im Ohr als Reflexzonen wieder, die durch Nadelung oder Akupressur manipuliert werden können. Die Beziehung zwischen Ohrreflexzonen und Gesamtorganismus, in der chinesischen Medizin lange bekannt, bestätigte der Franzose Paul Nogier in den 1950er-Jahren.

Über den »Nierenpunkt« lassen sich viele gesundheitliche Probleme im Kopfbereich günstig beeinflussen. So hilft er bei Kopfschmerzen, Gedächtnisschwäche,

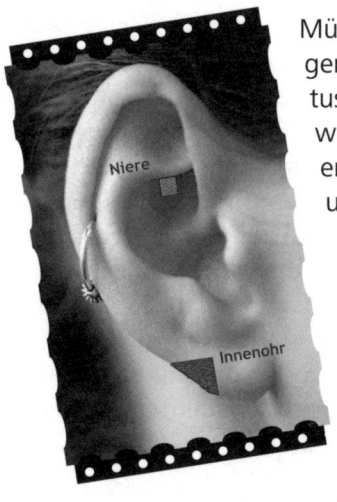

Müdigkeit und Augenerkrankungen sowie bei Schwindel, Tinnitus und Taubheit. Übergreifend wirkt er direkt auf die Körperenergie und stärkt die »Niere« und das Blutbildungssystem.

Der zweite Punkt ist das »Innenohr«. Seine therapeutische Bedeutung umfasst ausschließlich Hörstörungen wie Tinnitus, Taubheit und Gehörschwäche.

Behandlung der Punkte

Sie haben mehrere Möglichkeiten, die Punkte selbst zu behandeln. Bei der **Massagetechnik** kommen Sie ohne Hilfsmittel aus.

Akupressurmethoden ohne Hilfsmittel

Das **Reiben** eignet sich besonders gut für die Ohrakupressur. Sie lässt sich leicht in den Alltag integrieren und sollte aus diesem Grund mehrmals täglich angewendet

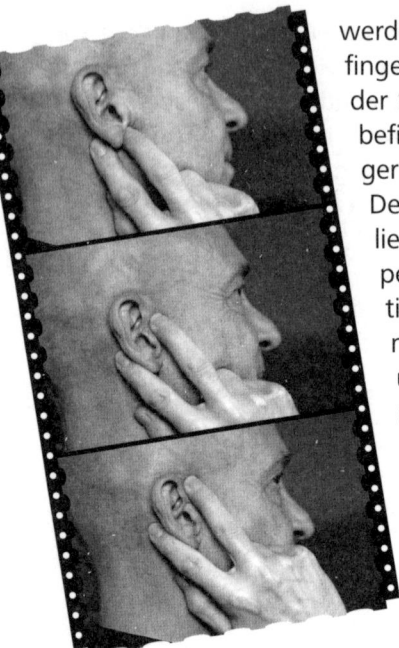

werden. Legen Sie den Zeigefinger vor das Ohr, etwa an der Stelle, wo sich der Gb 2 befindet, und den Zeigefinger hinter das Ohrläppchen. Der Druckschwerpunkt liegt auf den Fingerkuppen. Nun reiben Sie kräftig auf und ab. Zählen Sie mit, reiben Sie 36 Mal, und konzentrieren Sie sich auf den massierten Bereich.

Bei der **Akupressur haben** Sie noch weitere Möglichkeiten zur Stimulation der Punkte. Fixieren Sie die Punkte vor dem Ohr (Gb 2) mit der Spitze Ihres Zeige- oder Ihres Mittelfingers. Üben Sie **Druck** auf den Punkt aus, und halten Sie den Druck eine Minute lang. Auf die gleiche Weise pressen Sie auch auf die beiden anderen Punkte vor dem Ohr (Dü 19 und 3E 21) und dem Punkt hinter dem Ohr (3E 19) jeweils für eine Minute. Wichtig ist, dass Sie sich auf die Stelle konzentrieren, die Sie gerade drücken. Bleiben Sie insgesamt während der Akupressur locker und entspannt.

Außerdem können Sie auch mittel **kreisender Bewegungen** stimulieren. Wenn Sie die Punkte mit den Fingern fixiert haben, führen Sie zusätzlich zum Druck eine kreisende Bewegung im Uhrzeigersinn aus. Wiederholen Sie diese Bewegung 36 Mal. Konzentrieren Sie sich auf die Akupressur, und spüren Sie nach, was geschieht. Neben den Punkten am Ohr, empfehle ich Ihnen diese beiden Techniken auch für den Punkt Le 1.

Für den »Baihui«, den höchsten Punkt des Kopfes, rate ich Ihnen zum sogenannten **Kratzen**. Beim Kratzen legen Sie die Fingerkuppe auf einen Punkt und knicken das erste Fingergelenk um. So erzielen Sie den gewünschten Kratzeffekt. Sie kratzen mit der Fingerkuppe, nicht mit dem Fingernagel.

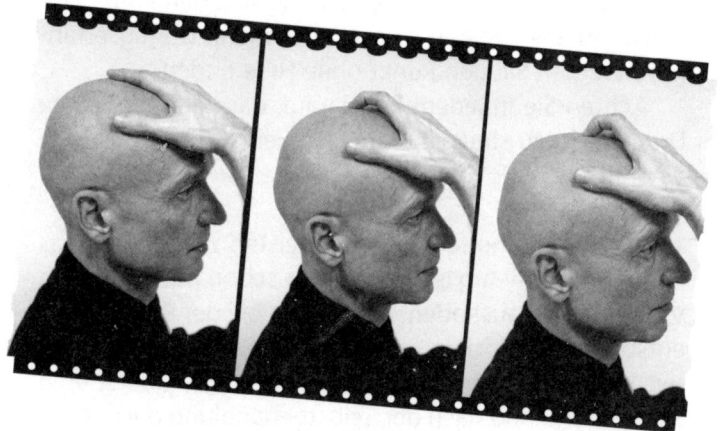

Den Bereich »Innenohr« regen Sie an, indem Sie einfach das Ohrläppchen mit dem Daumen und dem Zeigefinger greifen und diesen Bereich mit dem Fingernagel des Zeigefingers drücken und massieren. Dies ist eine sehr einfache Form der Anwendung, die Sie jederzeit zwischendurch praktizieren können.

Akupressurmethoden mit Hilfsmitteln

Als »Arbeitsgerät« dient ein handelsübliches **Wattestäbchen**. Sie können es für sämtliche Punkte benutzen, es eignet sich jedoch besonders für den Bereich im Ohr, den »Nierenpunkt«. Bei den ersten Versuchen mit dieser Methode empfiehlt es sich, dass Sie sich den Punkt von einem Partner zeigen lassen. Mit mehr Übungserfahrung werden Sie den Punkt ohne Hilfe finden.

Achten Sie in jedem Fall darauf, dass der ausgeübte Druck nicht zu stark ist, damit Sie kein Verletzungsrisiko eingehen.

Welche Methode Ihnen am meisten zusagt und was Ihnen unangenehm ist, werden Sie schon nach wenigen Versuchen herausfinden. Bleiben Sie bei der Behandlung entspannt und locker, und atmen Sie ganz normal weiter. Konzentrieren Sie sich auf die Punkte, und spüren Sie während und nach der Selbstbehandlung nach. Aktivieren Sie Ihre Selbstheilungskräfte mindestens zwei bis drei Mal täglich durch Massagen und Akupressur.

Ernährung

Noch einmal zur Erinnerung: Mit diesen Ratschlägen
»arbeiten« Sie an der Ursache des Tinnitus. Erwarten Sie
also bitte keine schnelle Wirkung.

Nieren-Meridian

Jedem Funktionskreis ist eine Geschmacksrichtung zugeordnet. Bei der »Niere« ist das der salzige Geschmack,
zudem das Element Wasser, das Zeichen des Yin und
der Energiecharakter Kälte. Aus diesen Grundsätzen lei-
tet sich ab, dass sich Nahrungsmittel mit einem salzigen
Geschmack und überwiegend warme Getränke förderlich auf das »Nieren«-Qi auswirken. Die folgenden Lebensmittel erfüllen diese Vorgaben.

Fleisch, Geflügel, Fisch
- Rindfleisch (ein Nahrungsmittel mit »heißem«
  Charakter, aber es belebt das Blut und wirkt all-
  gemein stärkend beim Auftreten von Schwäche)

- Hähnchenfleisch, Putenfleisch (stärkt die Nie-
  renkraft, kräftigt das Blut und neutralisiert
  Giftstoffe)

- Schweinefleisch (stärkt die Funktionskreise »Niere« und »Leber« und sorgt für ausreichend innere
  Feuchtigkeit)

◎ Wachtel (stärkt alle Funktionskreise)

◎ fetter Fisch wie Aal, geräucherter Schellfisch, Hering, Makrele, Sardine, Thunfisch oder Forelle (kräftigen bei sogenannten Kälte- und Leeresymptomen den Funktionskreis »Niere«)

◎ Krabbe und Hammelfleisch (fördern allgemein das Yang im Körper)

Gemüse, Getreide, Kräuter

◎ alle Kohlarten (stärken die Niere)

◎ Fenchel (wärmt die Niere)

◎ Dill und Lauch (fördern das »Nieren«-Qi; Dill lindert zudem Bauchschmerzen und hilft, Giftstoffe zu beseitigen)

◎ Sellerie und Petersilie (unterstützen zusätzlich die Funktion von Milz und Magen)

◎ Knoblauch (stärkt das Yang im Körper; Achtung: bei allen Wärmesymptomen, also fieberhaften Erkrankungen, sollte er vermieden werden!)

◎ Zitronenkraut und Eisenkraut

Obst

◎ Ananas, Banane, Kiwi, Wassermelone und Grapefruit

Verschiedenes
- Salz ist die Geschmacksrichtung des Nierenfunktionskreises
- Sojasoße wirkt entgiftend

Leber-Meridian

Viele Lebensmittel stärken zugleich den Leber- und den Niere-Meridian.[6] Nahrungsmittel, die die »Leber« stärken, haben häufig einen sauren Geschmack und einen lauwarmen Energiecharakter. Sie sollten bei einem ausgeglichenen Energiehaushalt allerdings nur in Maßen verzehrt werden, sonst schwächen sie diesen Meridian.

Fleisch, Geflügel, Fisch
- Kaninchenfleisch (stärkt die Leber und den Dickdarm)
- Schweine-, Geflügelleber (sollten Sie wegen der darin enthaltenen Giftstoffe nur selten essen)
- Krabbe, Hering, Sardine und in Essig eingelegter Fisch

---

6 Ich verzichte an dieser Stelle auf das Aufführen von Lebensmitteln, die ich bereits beim Nieren-Meridian aufgelistet habe.

Gemüse, Getreide, Kräuter

- Schnittlauch, Schalotte, Spargel, Kümmel und Basilikum
- Gewürznelke (stärkt allgemein das Yang)
- Gurke (neutralisiert Giftstoffe und verhindert Wasseransammlungen)

Obst

- Dattel, Pfirsich, Erdnuss, Haselnuss, Kastanie und Traube

Verschiedenes

- Senf und Sternanis
- Eier, Milchprodukte: Diese sollten während der Diät weitestgehend vermieden werden!

Als Beilage eignen sich alle weitgehend neutralen Speisen, wie Reis, Kartoffeln, Nudeln, Hirse oder Couscous.

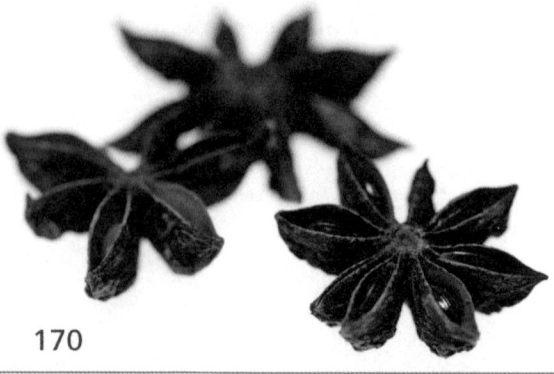

Sie sehen, dass man bei dieser Diätform wirklich nicht hungert, denn die Auswahl an Lebensmitteln ist recht groß. Probieren Sie es einfach einmal aus, Sie werden sehen, wie gut »Medizin« schmecken kann.

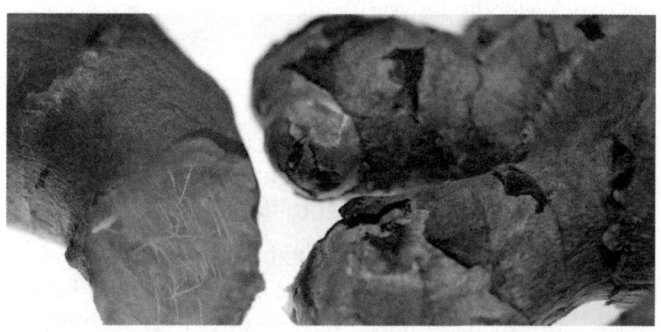

Der Ernährungstipp: Trinken Sie täglich mindestens eine große Tasse frischen Ingwertee. Ingwer ist das gesündeste »Scharf« unter den Geschmacksgebern. Er wirkt sich auf den gesamten Organismus förderlich aus, weil das »innere Feuer«, das durch den Ingwertee entfacht wird, alle Energiebahnen frei und durchgängig macht. Sie sollten diesen Tee vor allem morgens trinken. Er hilft auch bei einer sich anbahnenden Erkältung, weil die innere Hitze den Kälteeinfluss auf den Körper verhindert. Legen Sie nach dem Trinken eine warme Decke um Ihren Körper, und lassen Sie die Wärme in sich aufsteigen.

Die Zubereitung des Tees ist sehr einfach. Für 500 ml Ingwertee schneiden Sie fünf dünne Scheiben frischen Ingwer ab. Kochen Sie sie etwa zehn Minuten im Wasser. Wenn Ihnen der Tee zu scharf ist, geben Sie einfach etwas braunen Zucker hinzu oder reduzieren Sie beim nächsten Mal die Ingwermenge.

Weitere besondere Tipps

- Verwenden Sie bei der Zubereitung Ihrer Mahlzeiten Sojasauce. Sie spricht Milz, Magen und Nieren an und wirkt entgiftend.

- Brauner Zucker unterstützt die Funktionskreise »Milz« und »Leber.« Er hat eine wärmende Funktion. Bei Erkältung, Magen- oder Kopfschmerzen hilft aus diesem Grund heißer Ingwertee mit braunem Zucker.

- Weißer Pfeffer spricht Magen und Dickdarm an. Zudem wirkt er entgiftend. Ingwertee mit einer guten Prise weißem Pfeffer hilft gegen Aufstoßen, Übelkeit und Erbrechen.

- Weißer Kandiszucker unterstützt die Funktionskreise »Milz« und »Lunge«. Kochen Sie 500 g weißen Kandiszucker in einem halben Liter Reisessig auf. Diese Mixtur hält sich eine Weile. Wenn Sie einen zu hohen Blutdruck haben, trinken Sie täglich zwei kleine Becher dieses Sirups.

- Ingwer spricht Lunge, Magen und Milz an. Etwa 10 g Ingwer in 5 g erwärmtem Honig aufgelöst, helfen bei chronischem Husten, wenn Sie ihn zwei Mal täglich zu sich nehmen.

- Senf unterstützt die Meridiane Milz und Magen und hilft bei Übelkeit, Aufstoßen und Völlegefühl.

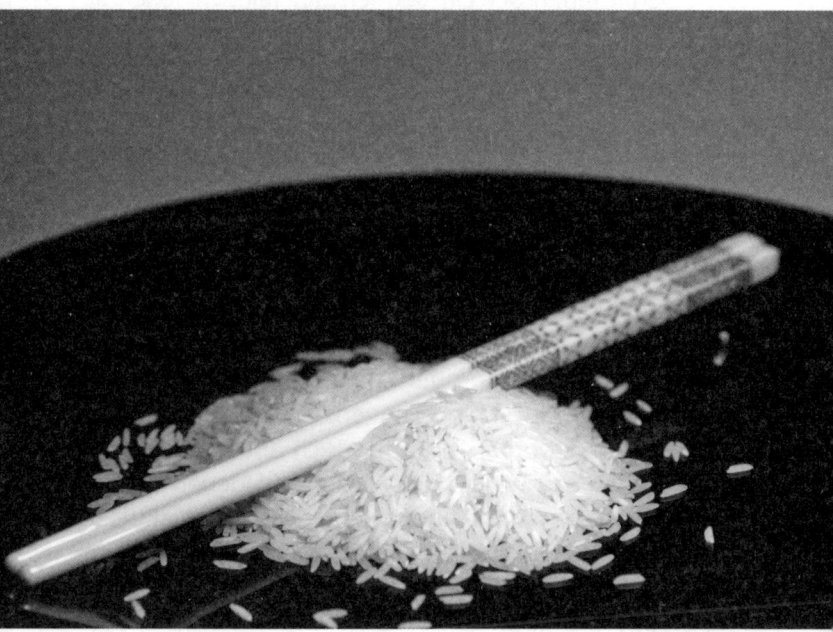

Ihr 4-Wochen-Selbsthilfeplan

Bis hierhin habe ich Ihnen Mittel und Methoden zur Selbsthilfe erklärt und dargestellt. Nun sind Sie an der Reihe. Die Umsetzung der Anwendungen und Übungen ist der erste Schritt auf dem Weg, eine Verbesserung Ihrer Gesundheit herbeizuführen. Ihre Aktivität ist nun gefordert, denn nur Sie können sich selbst helfen.

Damit Ihnen der Einstieg leichter fällt, habe ich aus der Fülle an Informationen und Möglichkeiten einen 4-Wochen-Eigentherapieplan für Sie zusammengestellt. Es ist zweifellos schwer, eingetretene Pfade zu verlassen und gewohnte Lebensabläufe zu verändern. Sie wollen aber am Tinnitus arbeiten, und das erfordert keine komplette Umorientierung, sondern lediglich eine gewisse Anpassung Ihres Lebensstils.

Es geht also um kleine Veränderungen, an die Sie sich sehr schnell gewöhnen werden. Sie arbeiten mit Ihrem Qi an der Regulierung der Energieverhältnisse. Das bedeutet, dass die Veränderungen, die im feinstofflichen Bereich Ihres Körpers ablaufen, sich auf den gesamten Organismus auswirken. Die Wege, auf denen dies geschieht, haben Sie kennengelernt. Um Ihren aktuellen Status vor Beginn dieser vier Wochen festzustellen, beantworten Sie bitte die folgenden Fragen, und kreuzen Sie das Ergebnis an.

Nach der ersten Etappe der Eigentherapie, also in vier Wochen, werden Sie die gleichen Fragen noch einmal beantworten. Seien Sie schon jetzt gespannt auf das Ergebnis!

Als wie störend empfinden Sie zurzeit Ihre Hörstörung?

1 = wenig, 10 = unerträglich

1	2	3	4	5	6	7	8	9	10

Was haben Sie in der Vergangenheit getan, um Ihren Zustand zu verbessern (Arztbesuche, Therapien, Suche nach Alternativen …)?

1 = wenig, 10 = viel

1	2	3	4	5	6	7	8	9	10

Wie fühlen Sie sich, abgesehen von Ihrem gesundheitlichen Problem?

a) körperlich?
1 = schlecht, 10 = sehr gut

1	2	3	4	5	6	7	8	9	10

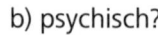
b) psychisch?
1 = schlecht, 10 = sehr gut

1	2	3	4	5	6	7	8	9	10

Wie groß ist Ihre Erwartung an die Selbsthilfe?

1 = keine Erwartung, 10 = große Hoffnung

1	2	3	4	5	6	7	8	9	10

Wie oft täglich sind Sie bereit, etwas von diesem Plan für sich zu tun?

1 = täglich gar nicht, nur wenn ich Zeit habe,
10 = 10 Mal

1	2	3	4	5	6	7	8	9	10

Wann, glauben Sie, werden erste Veränderungen eintreten?

1 = sehr schnell, denn wenn etwas hilft, dann gleich,
10 = im Laufe der vier Wochen

1	2	3	4	5	6	7	8	9	10

Welche der vier Säulen dieses Programms schätzen Sie als Ihre »Lieblingsübung« ein?

Qigong	Entspannung	Massage	Ernährung

Welche Übung kommt Ihren Wünschen und Möglichkeiten überhaupt nicht entgegen?

Qigong	Entspannung	Massage	Ernährung

Aus meiner Erfahrung möchte ich Ihnen besonders die Ohrmassage und die Ohrakupressur ans Herz legen. Sie haben in der Vergangenheit besonders schnell und gut gewirkt, und Sie brauchen Erfolgserlebnisse, damit Sie auch mit Qigong, Entspannung und den Ernährungsratschlägen an der Ursache des Tinnitus weiterarbeiten.

Wenn Sie mehr tun wollen, kann das für Ihre Entwicklung natürlich nur förderlich sein. Selbstvertrauen ist gut – Selbstkontrolle ist besser. Sie haben die Möglichkeit, Ihre Erfolge nach getaner »Arbeit« zu vermerken.

Hier noch ein Tipp! Rituale vermitteln Sicherheit. Legen Sie, besonders bei Meditationen und den Bewegungsübungen, Zeiten fest, an denen Sie ungestört trainieren können.

Erste Woche:

Qigong:
a) »Den Körper strukturieren«
b) »Den Körper drehen und den Mond anschauen«
c) »Diagonales Schieben«
d) »Wirbelsäule und Nieren stärken«
e) »Der Kranich breitet seine Schwingen aus«
f) »Das innere Qi beruhigen«
g) »Werden Sie zum Baum«

Ihre Wahl tragen Sie bitte in die beiden Kästchen ein:

Zur Selbstkontrolle notieren Sie, an welchen Tagen Sie aktiv waren:

Montag	Dienstag	Mittwoch	Donnerstag	Freitag	Samstag	Sonntag

Entspannung:
a) »Das innere Lächeln«
b) »Reduzieren Sie äußere Einflüsse«
c) »Tauchen Sie in Nebel ein«
d) »Die weiche Methode des Atemanhaltens«
e) »Selektive Entspannung«

Ihre Wahl tragen Sie bitte in die beiden Kästchen ein:

Wann haben Sie sich entspannt?

Montag	Dienstag	Mittwoch	Donnerstag	Freitag	Samstag	Sonntag

Akupressur/Massage:
a) Ohrmassage (Über- & Unterdruck)
b) Ohrakupressur (Gb 2, Dü 19, 3E 19, 3E 21)
c) Akupressur der Fernpunkte (3E 2, 3E 3, LG 20, Le 1)
d) Ohrreflexzonenmassage (Nierenpunkt, Innenohr)

Ihre Wahl tragen Sie bitte in die beiden Kästchen ein:

Wann haben Sie sich massiert?

Montag	Dienstag	Mittwoch	Donnerstag	Freitag	Samstag	Sonntag

Die Nierenmassage habe ich nicht zur Auswahl gestellt, weil sie mehrmals täglich Ihr Pflichtprogramm sein sollte, eigentlich wie auch die Ohrmassage oder die Ohrakupressur. Beide sind für den Erfolg des Selbsthilfeprogramms wichtig. Machen Sie sie zu einem Ritual. Außerdem sollten Sie die verschiedenen Massagetechniken ausprobieren.

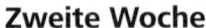

Zweite Woche:

Qigong:
a) »Den Körper strukturieren«
b) »Den Körper drehen und den Mond anschauen«
c) »Diagonales Schieben«
d) »Wirbelsäule und Nieren stärken«
e) »Der Kranich breitet seine Schwingen aus«
f) »Das innere Qi beruhigen«
g) »Werden Sie zum Baum«

Ihre Wahl tragen Sie bitte in die beiden Kästchen ein:

Zur Selbstkontrolle notieren Sie, an welchen Tagen Sie aktiv waren:

Montag	Dienstag	Mittwoch	Donnerstag	Freitag	Samstag	Sonntag

Entspannung:
a) »Das innere Lächeln«
b) »Reduzieren Sie äußere Einflüsse«
c) »Tauchen Sie in Nebel ein«
d) »Die weiche Methode des Atemanhaltens«
e) »Selektive Entspannung«

Ihre Wahl tragen Sie bitte in die beiden Kästchen ein:

Wann haben Sie sich entspannt?

Montag	Dienstag	Mittwoch	Donnerstag	Freitag	Samstag	Sonntag

Akupressur/Massage:

a) Ohrmassage (Über- & Unterdruck)

b) Ohrakupressur (Gb 2, Dü 19, 3E 19, 3E 21)

c) Akupressur der Fernpunkte (3E 2, 3E 3, LG 20, Le 1)

d) Ohrreflexzonenmassage (Nierenpunkt, Innenohr)

Ihre Wahl tragen Sie bitte in die beiden Kästchen ein:

Wann haben Sie sich massiert?

Montag	Dienstag	Mittwoch	Donnerstag	Freitag	Samstag	Sonntag

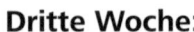

Dritte Woche:

Qigong:
a) »Den Körper strukturieren«
b) »Den Körper drehen und den Mond anschauen«
c) »Diagonales Schieben«
d) »Wirbelsäule und Nieren stärken«
e) »Der Kranich breitet seine Schwingen aus«
f) »Das innere Qi beruhigen«
g) »Werden Sie zum Baum«

Ihre Wahl tragen Sie bitte in die beiden Kästchen ein:

Zur Selbstkontrolle notieren Sie, an welchen Tagen Sie aktiv waren:

Montag	Dienstag	Mittwoch	Donnerstag	Freitag	Samstag	Sonntag

Entspannung:
a) »Das innere Lächeln«
b) »Reduzieren Sie äußere Einflüsse«
c) »Tauchen Sie in Nebel ein«
d) »Die weiche Methode des Atemanhaltens«
e) »Selektive Entspannung«

Ihre Wahl tragen Sie bitte in die beiden Kästchen ein:

Wann haben Sie sich entspannt?

Montag	Dienstag	Mittwoch	Donnerstag	Freitag	Samstag	Sonntag

Akupressur/Massage:

a) Ohrmassage (Über- & Unterdruck)

b) Ohrakupressur (Gb 2, Dü 19, 3E 19, 3E 21)

c) Akupressur der Fernpunkte (3E 2, 3E 3, LG 20, Le 1)

d) Ohrreflexzonenmassage (Nierenpunkt, Innenohr)

Ihre Wahl tragen Sie bitte in die beiden Kästchen ein:

Wann haben Sie sich massiert?

Montag	Dienstag	Mittwoch	Donnerstag	Freitag	Samstag	Sonntag

Vierte Woche:

Qigong:
a) »Den Körper strukturieren«
b) »Den Körper drehen und den Mond anschauen«
c) »Diagonales Schieben«
d) »Wirbelsäule und Nieren stärken«
e) »Der Kranich breitet seine Schwingen aus«
f) »Das innere Qi beruhigen«
g) »Werden Sie zum Baum«

Ihre Wahl tragen Sie bitte in die beiden Kästchen ein:

Zur Selbstkontrolle notieren Sie, an welchen Tagen Sie aktiv waren:

Montag	Dienstag	Mittwoch	Donnerstag	Freitag	Samstag	Sonntag

Entspannung:
a) »Das innere Lächeln«
b) »Reduzieren Sie äußere Einflüsse«
c) »Tauchen Sie in Nebel ein«
d) »Die weiche Methode des Atemanhaltens«
e) »Selektive Entspannung«

Ihre Wahl tragen Sie bitte in die beiden Kästchen ein:

Wann haben Sie sich entspannt?

Montag	Dienstag	Mittwoch	Donnerstag	Freitag	Samstag	Sonntag

Akupressur/Massage:
a) Ohrmassage (Über- & Unterdruck)
b) Ohrakupressur (Gb 2, Dü 19, 3E 19, 3E 21)
c) Akupressur der Fernpunkte (3E 2, 3E 3, LG 20, Le 1)
d) Ohrreflexzonenmassage (Nierenpunkt, Innenohr)

Ihre Wahl tragen Sie bitte in die beiden Kästchen ein:

Wann haben Sie sich massiert?

Montag	Dienstag	Mittwoch	Donnerstag	Freitag	Samstag	Sonntag

Nun haben Sie es geschafft. Den ersten Schritt auf Ihrem Weg von tausend Meilen haben Sie hinter sich gebracht, und nun ist es Zeit, eine Zwischenbilanz zu ziehen. Beantworten Sie bitte noch einmal die Fragen, die Sie sich schon vor Beginn Ihres Selbsthilfetrainings gestellt haben.

Als wie störend empfinden Sie jetzt, nach vier Wochen, den Tinnitus?

1 = wenig, 10 = unerträglich

1	2	3	4	5	6	7	8	9	10

Wie fühlen Sie sich, abgesehen von Ihrem gesundheitlichen Problem?

a) körperlich?
1 = schlecht, 10 = sehr gut

1	2	3	4	5	6	7	8	9	10

b) psychisch?
1 = schlecht, 10 = sehr gut

1	2	3	4	5	6	7	8	9	10

Hat sich Ihre Erwartung an die Selbsthilfe erfüllt?

1 = ich hatte keine Erwartung, 10 = ja

1	2	3	4	5	6	7	8	9	10

Wie oft täglich sind Sie in Zukunft bereit, etwas aus diesem Plan für sich zu tun?

1 = täglich gar nicht, nur wenn ich Zeit habe,
10 = 10 Mal

1	2	3	4	5	6	7	8	9	10

Welche der vier Säulen dieses Programms ist Ihre »Lieblingsübung«?

Qigong	Entspannung	Massage	Ernährung

Welche Übung kommt Ihren Wünschen und Möglichkeiten überhaupt nicht entgegen?

Qigong	Entspannung	Massage	Ernährung

Wenn Sie regelmäßig geübt und die einzelnen Methoden getestet haben, wissen Sie nun, was Sie brauchen und worauf Ihr Körper am besten anspricht. Wenden Sie sich daher verstärkt diesen Methoden zu, aber vergessen Sie die anderen Übungen nicht. Häufig ändern sich beim Training die Vorlieben, da sich auch der Gesundheitszustand verändern kann. Lassen Sie diese Veränderungen zu, und experimentieren Sie weiter, wenn die Zeit dafür gekommen ist.

Ihr »Handwerkszeug« haben Sie sich nun erarbeitet, und Sie haben Ihre Bewegungsübung, Ihre Massagetechnik und Ihre Entspannungsmethode gefunden. Auch wenn Sie eine Verbesserung spüren: Arbeiten Sie weiter an Ihrer Gesundheit, denn Sie können die Schwachstellen in Ihrem Körper nur durch ständige Aufmerksamkeit, Behandlung und Unterstützung bearbeiten.

Was kann einer Verbesserung Ihrer Gesundheit im Weg stehen?

Diese Frage ist leicht zu beantworten: Eigentlich nur Sie selbst! Vielen Menschen prägt sich der Satz ihres HNO-Arztes ein, mit dem er ihnen mitteilt, dass eine weitere Behandlung nicht sinnvoll sei und sie lernen sollten, mit dem Tinnitus zu leben. Es ist psychologisch niederschmetternd, zu erfahren, dass man einem unangenehmen Zustand den Rest seines Lebens ausgeliefert sein soll. Man hat dann das Gefühl, die Kontrolle verloren zu haben, und dies ist für viele Menschen ein herber Rückschlag. Lesen Sie selbst, welche Kraft Sie aus positiven Gedanken schöpfen können.

Das Loslösen von gängigen Mustern

Wir alle sind in irgendeiner Form in bestimmten Verhaltensmustern gefangen. Der Griff zur Schmerztablette ist ein gängiges Muster, dem viele Menschen folgen. Es ist eine einfache und erprobte Handlungsweise zur Eindämmung eines akuten gesundheitlichen Problems. Die Frage nach der Ursache stellt sich erst dann, wenn dieses Mittel nicht wirkt. Dann müssen wir eine Änderung unserer Lebensgewohnheiten vornehmen.

Beantworten Sie sich einmal folgende Fragen: Akzeptieren Sie den Tinnitus als festen Bestandteil Ihres Lebens? Wenn Sie über Ihre Erkrankung sprechen, reden Sie schon von »Ihrem« Tinnitus? Haben Sie diese Frage mit »Ja« beantwortet, sollten Sie überdenken, ob Ihre Handlungsweise für Sie und besonders für Ihre Gesundheit förderlich sind.

Kommen Sie dagegen zu dem Schluss, dass Sie keinen Mustern folgen, testen Sie sich jetzt bitte einmal selbst. Verschränken Sie dazu Ihre Arme vor der Brust. Welcher Arm liegt oben? Wechseln Sie die Position, und beachten Sie, wie sich die neue Stellung anfühlt. Sicherlich ist diese Haltung für Sie ungewohnt. Sie empfinden Sie vielleicht als unangenehm oder sogar als unbequem. Offensichtlich fällt es Ihnen dennoch nicht leicht, sich von einem gängigen Muster zu lösen.

Es liegt in der Natur des Menschen, dass ein und dieselbe Sache über einen längeren Zeitraum hinweg wiederholt zu einem völlig unbewussten Verhaltensmuster führt. Die Handlung prägt sich mit jeder weiteren Wiederholung tiefer ein. Es entsteht ein Handlungsprinzip, dem man unbewusst folgt. In irgendeiner Form ist demnach jeder Mensch ein »Wiederholungstäter«.

Ob eine Veränderung vielleicht eine Erleichterung bringt und eine Hilfe ist, hinterfragt man dabei häufig nicht. Vor allem bei Tinnitus müssen Sie bestimmte Muster erst einmal loslassen. Reden Sie sich nicht ein, dass man nichts mehr tun kann. Man kann vielleicht nichts mehr für Sie tun, aber Sie selbst können etwas für sich tun. Nehmen Sie sich die geistige Freiheit, an eine Aktivierung Ihrer Selbstheilungspotenziale zu glauben, und geben Sie sich die Zeit, die Sie brauchen.

Die Kraft der Gedanken

Gedanken besitzen eine große Kraft, derer wir uns meist gar nicht bewusst sind. Sie sind eine Energiequelle, die wir gern unterschätzen und häufig nicht nutzen. Merkwürdigerweise ist es oft so, dass wir dieses Potenzial gegen uns selbst einsetzen und uns mit negativen Gedanken und Vorahnungen das Leben schwer machen. Gelingt es Ihnen, diese fast unerschöpfliche Quelle der Kraft zu erschließen, wird Ihr gesamtes Leben einen positiveren Verlauf nehmen.

Was stellen Sie sich unter dem Begriff Gedankenenergie vor? Woraus schöpfen Sie Ihre geistige Kraft? Ein Gedanke ist ein eigenständiges Element und entsteht erst dann, wenn verschiedene Faktoren, wie Wille und Vorstellungskraft, zusammenfinden. Diese ideale Konstellation birgt Leistungspotenziale in sich, die außergewöhnliche Aktivitäten ermöglichen. Wenn die Überzeugung und das Selbstbewusstsein über die geistige Kraft ganz natürlich und ausreichend vorhanden sind, haben Zweifel, Unsicherheit und Furcht keine Möglichkeit, Ihre Energie aufzuhalten. Eine starke Überzeugung, anstelle von Selbstzweifeln, ist die Grundlage für den persönlichen Erfolg. Eine Gedankenwelt, in der Wille und Vorstellungskraft übereinstimmen, lässt in allen Bereichen Entwicklungen in ungeahnten Dimensionen zu. Besonders zur Aktivierung des Selbstheilungspotenzials ist ein positives Denken unerlässlich.

Doch bedeutend öfter herrscht ein Missverhältnis zwischen Wille und Vorstellungskraft vor. Sie, ich und jeder andere Mensch auch haben manchmal Selbstzweifel. Wir trauen uns dann nichts mehr zu. Doch was sich der Mensch in seinem Inneren nicht vorstellen kann, kann er auch trotz eines starken Willens nicht realisieren. Das Unbewusste, in dem die Vorstellungsbilder entstehen, bestimmt nicht nur die Funktionen des Körpers, sondern auch alle anderen Vorgänge unseres Lebens. Das Unbewusste wirkt auf die Ganzheit des Menschen und bestimmt so sein seelisches, geistiges und körperliches Wohlbefinden. Bei einem Menschen, der sich von Zweifeln leiten lässt, ist Erfolg meiner Meinung nach ein reines Zufallsprodukt.

Das Beispiel mit dem Brett

Émile Coué, der französische Apotheker und Begründer der bewussten Autosuggestion, beschreibt in seinem Buch **Die Selbstbemeisterung** durch bewusste Autosuggestion mit einem sehr anschaulichen Beispiel, was Wille und Vorstellungskraft sind:[7]

7 Vgl. Émile Coué: **Die Selbstbemeisterung durch bewusste Autosuggestion.** Basel 2005, S. 7f.

Beispiel 1

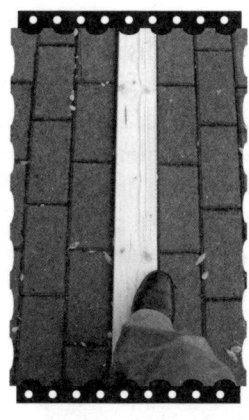

Vor Ihnen auf dem Boden liegt ein Brett, das zehn Zentimeter breit und fünf Meter lang ist. Wenn ich Sie dazu auffordern würde, über dieses Brett zu gehen, würden Sie meiner Aufforderung sicherlich nachkommen. Wieso auch nicht, es kann ja nichts passieren. Ihr Wille und Ihre Vorstellungskraft stimmen überein und lassen keinen Selbstzweifel zu.

Beispiel 2

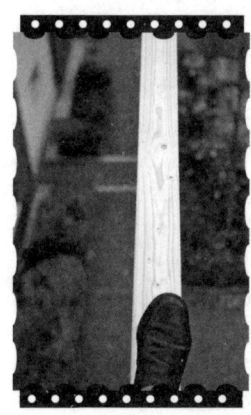

Dasselbe Brett liegt dieses Mal nicht auf dem Boden, sondern über einem Abgrund. Es verbindet zwei hohe Türme miteinander. Bis auf die Position des Brettes gelten die gleichen Voraussetzungen. Würden Sie genauso über das Brett gehen wie beim ersten Mal? Höchstwahrscheinlich würden Sie meiner Aufforderung diesmal nicht nachkommen. Doch was ist passiert? Wille und Vorstellungskraft weichen voneinander ab.

Vom Willen her möchten Sie den Abgrund überqueren, doch in Ihrer Vorstellung entwickeln sich Zweifel, Ängste und Unsicherheit. Sie werden denken: »Ich könnte danebentreten und das Gleichgewicht verlieren«, oder:»Ich könnte mich bei einem Sturz verletzen oder sogar zu Tode kommen.« Bei den gleichen Voraussetzungen, gleiche Länge und Breite des Bretts, wird das Überqueren des Abgrunds wohl scheitern oder nicht einmal in Betracht gezogen. Fehlt es Ihnen an Vorstellungskraft in Ihrem tiefsten Inneren, gelingt die Umsetzung eines Vorhabens meist nicht.

Negative Autosuggestion

Der Schlüssel, der die Tür zum Unterbewusstsein öffnet, ist die Autosuggestion, die Selbstbeeinflussung. Autosuggestion bedeutet das Wirken der Vorstellungskraft und der so freigesetzten Energien auf den ganzen Menschen. Suggestive Fähigkeiten sind Kräfte, die in jedem Menschen wirken und ihm von Natur aus angeboren sind. Die bekanntesten Ärzte und Mediziner in der Geschichte der Heilkunde, wie beispielsweise Hippokrates, Paracelsus, Samuel Hahnemann und auch Edward Bach teilten die gleiche Auffassung: »Es gibt keine Krankheiten, sondern nur kranke Menschen.« Demnach führt erst ein Problem in der seelischen Verfassung dazu, dass der Mensch körperlich erkrankt beziehungsweise körperliche Symptome zeigt.

Freitag, der 13.

Das beste Beispiel für die Wirkung der Vorstellungskraft im negativen Sinne ist ein »Freitag, der 13.«. Misserfolge, Ungeschicke und sonstige negative Gedanken werden mit diesem Tag assoziiert. Man erwartet regelrecht, dass an diesem Tag etwas Negatives passiert. Alles andere würde doch sehr verwundern?! Menschen, die an diesen besonderen Tag glauben, erfüllen alle Voraussetzungen für eine erfolgreiche Suggestion. Die Überzeugung, dass etwas Schlimmes passieren wird, und das »Ausschalten« des eigenen Willens bilden die Grundlage für die völlig freie Entfaltung der Vorstellungskräfte und führen zu einem zweifelhaften »Erfolg«. Der gesamte Körper wurde bereits beim Aufstehen auf die »Katastrophe« programmiert, und die umgestoßene Kaffeetasse beim Frühstück zeigt dann, wie stark man sich selbst negativ konditionieren kann.

»Die Welt ist ungerecht« oder »Das Leben ist toll« bzw. »Meine Arbeit ist anstrengend und stressend« oder »Ich liebe die Herausforderung in meinem Beruf« – Sie können es sich aussuchen, in welche Richtung Sie Ihr Leben beeinflussen wollen.

Positive Autosuggestion

Autosuggestion ist, wie Coué sagt, ein Werkzeug, das dem Menschen angeboren ist. In der richtigen Weise eingesetzt, führt es zu einem ganzheitlichen Wohlbefinden. Den Willen einzusetzen bedeutet Anstrengung, und das ist im körperlichen und geistigen Bereich immer mit Anspannung verbunden. Der Erfolg von Autosuggestionen basiert aber auf folgender Regel: Keine Anspannung – keine Anstrengung. Der einzige Weg, die Tür zum Unterbewusstsein zu öffnen, liegt in der Entspannung. Auf der Grundlage des gezielten Loslassens kann der Körper seine verborgenen Fähigkeiten realisieren. Psychische und physische Heilungsvorgänge beginnen, und der Körper kann sich neu strukturieren. Erst wenn eine innere Klarheit erreicht ist und die Vorstellungskraft ein inneres Bewusstsein erzeugt hat, kann mit Unterstützung des eigenen Willens die gewünschte Außenwirkung erzielt werden. Einige Möglichkeiten zur Entspannung finden Sie in den Selbsthilfeangeboten. Damit Sie einen Zugang zu diesen mentalen Kräften erhalten, habe ich die autogenen Formeln für die Gesundheit Ihrer Ohren im Sonderteil dieses Buches für Sie zusammengefasst.

Um Enttäuschungen zu vermeiden, oder ein verfrühtes Aufgeben, ist es wichtig, die Wirkungsweise der chinesischen Heilmethoden zu kennen. **Qigong** wirkt kausal, das bedeutet, die Übungen arbeiten an der Ursache in diesem Fall an den Funktionskreisen »Niere« und »Leber«. Das Gleiche gilt für die **Qigong-Massagen.** Die **Akupressur** hingegen wirkt eher symptomatisch und ist daher auch als Soforthilfe gedacht, wenn Sie den Tinnitus als besonders störend empfinden. Auch mit den Tipps zur **Ernährung** kümmern Sie sich um die Ursache, und dies wird sicherlich keine schnelle Hilfe sein, dafür aber eine nachhaltige. **Entspannung** kann Ihnen sehr schnell helfen, wenn Sie die Stressspitzen des Alltags kappen und den Druck von Ihrem Körper nehmen wollen. Grundsätzlich sollten Sie aber die Energiewege freimachen, damit Ihre Selbstheilungsenergien frei fließen können.

Keine körperliche Reaktion erfolgt, ohne dass Geist, Körper oder Seele daran beteiligt sind. Sie sind kein Opfer, Tinnitus »passiert« nicht einfach so. Er ist ein Warnsignal und eine logische Reaktion, wenn krank machende Veränderungen aufgrund Ihrer Lebensweise eintreten. Ihr Körper sorgt für Migräne-Attacken oder Spannungskopfschmerz, wenn Sie die Situation im Kopf nicht mehr aushalten. Oder die bekannten Kreuzschmerzen treten auf, wenn die Last oder der Druck in Ihrem Leben einfach zu groß werden. Knie- und Beinschmerzen signalisieren häufig, dass Sie sich in einer Lebenssituation befinden, vor der Sie eigentlich weglaufen wollen, es aber nicht können. Schmerzen in den Schultern können ein Hinweis sein, dass es Ihnen nicht mehr gelingt zu einem Menschen oder einer Situation die nötige Distanz aufrechtzuerhalten. Und auch Magenschmerzen, die besonders bei Kindern sehr häufig auftreten, zeugen von der Unverträglichkeit einer Lebensphase.

Diese Liste lässt sich für viele andere Bereiche des Körpers fortführen. Suchen und finden Sie »Ihre« Schwachstellen, und hören Sie auf die Signale, die Ihnen der Körper sendet. Er wird es Ihnen danken.

Sonderteil – »Autogenes Ohrtraining«

Das autogene Training wurde in den 1920er-Jahren vom Berliner Neurologen und Psychiater Johannes Heinrich Schultz entwickelt. Auf der Grundlage der Hypnose und chinesischer Meditationsübungen entwickelte er eine Methode, deren ursprüngliches Ziel es war, einen harmonischen Ausgleich zwischen Spannung und Entspannung zu schaffen. Dieses Training sollte eine Möglichkeit zur Erholung und Entspannung bieten und die Selbstregulierung von unwillkürlichen Körperfunktionen ermöglichen. Innere Sicherheit und Stabilität, aber auch eine Leistungssteigerung waren die Ziele dieser Methode. Dr. Schultz entwickelte folgenden Übungsaufbau:

- Schwereübung
- Wärmeübung
- Atemübung
- Herzübung
- Sonnengeflechtübung
- Stirn-Kühle-Übung
- Schulter-Nacken-Übung

Stellvertretend für alle sieben Übungen möchte ich Ihnen anhand der Wärmeübung die Wirkung des Autogenen Trainings kurz beschreiben. Wenn wir aufgeregt sind, uns fürchten oder unter Stress stehen, erhöht sich die Temperatur in unserem Körperinneren, die sogenannte Kerntemperatur. Gleichzeitig verringert sich die Temperatur auf der Haut infolge der Blutumverteilung und der erhöhten Stoffwechselvorgänge im Körperinneren. Im entspannten Zustand erfolgt der entgegengesetzte Vorgang, weil das Blut umverteilt und der Stoffwechsel verringert wird. Die Hauttemperatur steigt, während die Kerntemperatur sinkt.

Es gibt zwei Möglichkeiten der Temperaturwahrnehmung. Die eine ist subjektiv und die andere objektiv messbar, allerdings vertrauen viele Menschen Messgeräten eher als dem eigenen Körpergefühl. Bei der Wärmeübung des Autogenen Trainings wird die Temperatur der Haut um etwa 7° Celsius ansteigen. In einer kontrollierten Studie wurde die Temperaturveränderung infolge der Übungen bestätigt.[8] Dabei wurde nicht nur die Wirkung der Wärmeübung untersucht, sondern zum Vergleich auch die einer Kälteübung.

8 Vgl. dazu Dr. Bernd Hoffmann: **Handbuch Autogenes Training**. München 2006, S. 290.

Stellung und Handlung der Versuchsperson	Körpertemperatur im rechten Arm	Körpertemperatur im linken Arm
ruhig sitzend	31,7° Celsius	31,9° Celsius
Autosuggestion Wärme (rechter Arm) Kälte (linker Arm)	34,1° Celsius	30,5° Celsius
Autosuggestion Kälte (rechter Arm) Wärme (linker Arm)	30,7° Celsius	34,0° Celsius

Beispiel einer Messung

Diese Studie hat bewiesen, dass Autogenes Training nicht nur subjektiv, sondern auch objektiv den Zustand des Körpers verändern kann.

Für die Arme lautet die klassische Formel der Wärmeübung:

Arme – (Sprechpause) – ganz warm – ganz warm – warm

Arme – ganz warm – ganz warm – warm

Probieren Sie diese einfache Übung einmal aus. Nehmen Sie dazu eine lockere Haltung ein, und richten Sie Ihre Wahrnehmung auf die Arme. Wie fühlen sich diese jetzt, also vor der Übung, an. Versuchen Sie, nicht zu bewerten, sondern einfach nur wahrzunehmen.

Sprechen Sie nun hörbar und langsam. Wenn Sie die Arme ansprechen, machen Sie eine kurze Sprechpause, und nehmen Sie ganz bewusst Ihre Arme wahr. Dann folgen die Wörter »ganz warm«, danach eine Pause. Anschließend wiederholen Sie die Wörter »ganz warm« – Pause und »warm«. Wiederholen Sie den Satz noch einmal, und spüren Sie, wie sich Ihre Arme nach der Übung anfühlen.

Zur Einstimmung auf die Übung nutzen Sie Ihre Vorstellungskraft. Die folgende Situation spricht Ihr Unterbewusstsein direkt an, und sie können sich entspannen. Wenn Sie sich den Text selbst vorlesen, ersetzen Sie das »du« gegen das Wort »ich« usw. Die Übung kann auch zu einem gemeinsamen Erlebnis werden, wenn Ihr Partner den Text vorliest.

Stell dir vor, es ist Sommer – (Pause)

du liegst im warmen Sand am Strand –

du spürst den warmen Sand
am ganzen Körper –

du fühlst die Wärme auf deiner Haut –

du bist warm – ganz warm.

Die nun folgenden Formeln habe ich speziell für Tinnitus-Betroffene erstellt. Sie können die Formeln auch mehrfach hintereinander aussprechen, mindestens aber einmal den gesamten Text. Sie erreichen dadurch eine Verbesserung der Durchblutung der Ohren, was automatisch mit einer Verbesserung der energetischen Versorgung einhergeht, da das Blut aus Sicht der TCM neben dem Plasma immer auch Qi mit sich führt.

Vorab möchte ich Sie auf mögliche Nebenwirkungen hinweisen, die bei jeder Form der Entspannung auftreten können. Es ist möglich, dass Sie das Ohrgeräusch plötzlich als lauter empfinden, was natürlich nur subjektiv der Fall ist. Auf die Ruhe, in die Sie eintreten, erfolgt diese vermeintliche Verstärkung. Erinnern Sie sich an das Beispiel mit der tickenden Uhr? Genauso ist es mit dem Ohrgeräusch in der Meditation. Häufig wird auch der Herzschlag als verstärkt wahrgenommen, oder sie nehmen vielleicht Sensibilitätsstörungen in Form von Kribbeln oder Schweißausbrüchen wahr. Machen Sie sich um all das keine Sorgen. Das sind ganz normale Reaktionen während der Entspannung.

Beide Ohren

Konzentrieren Sie sich ganz intensiv auf beide Ohren. Nehmen Sie sie in Ihrer Form und Größe wahr. Ihre ganze Aufmerksamkeit gilt nun Ihren Ohren.

Ohren – ganz warm – ganz warm – warm

Ohren – ganz warm – ganz warm – warm

Ich bin entspannt und vollkommen
ruhig und gelassen.

Ohren – ganz warm – ganz warm – warm

Ohren – ganz warm – ganz warm – warm

Ich ruhe in meiner Mitte.

Ohren einzeln

Konzentrieren Sie sich ganz auf Ihr linkes Ohr. Nehmen Sie es in seiner Form und Größe wahr. Ihre ganze Aufmerksamkeit gilt nun Ihrem linken Ohr.

Linkes Ohr – ganz warm –
ganz warm – warm

Linkes Ohr – ganz warm –
ganz warm – warm

Ich bin entspannt und vollkommen
ruhig und gelassen.

Linkes Ohr – ganz warm –
ganz warm – warm

Linkes Ohr – ganz warm –
ganz warm – warm

Ich ruhe in meiner Mitte.

Konzentrieren Sie sich ganz auf Ihr rechtes Ohr. Nehmen Sie es in seiner Form und Größe wahr. Ihre ganze Aufmerksamkeit gilt nun Ihrem rechten Ohr.

Rechtes Ohr – ganz warm –
ganz warm – warm

Rechtes Ohr – ganz warm –
ganz warm – warm

Ich bin entspannt und vollkommen
ruhig und gelassen.

Rechtes Ohr – ganz warm –
ganz warm – warm

Rechtes Ohr – ganz warm –
ganz warm – warm

Ich ruhe in meiner Mitte.

Die Rücknahme aus dieser Entspannung sollte langsam erfolgen. Lassen Sie den abschließenden Satz so lange auf sich wirken, wie Sie sich dabei wohlfühlen. Dann beginnen Sie mit kleinen Bewegungen der Finger. Lassen Sie zu, dass sich die Bewegung auf die Hände und Arme ausbreitet, und von dort aus auf den ganzen Körper. Räkeln, strecken und dehnen Sie sich nach Herzenslust. Gähnen Sie, wenn Ihnen danach zumute ist. Halten Sie dabei allerdings nicht die Hand vor den Mund – eine wichtige Regel aus der Entspannungspädagogik.

Fachchinesisch – das kleine Lexikon der Fachbegriffe

Zur Erleichterung der Arbeit mit diesem Buch habe ich alle hier verwendeten Fachbegriffe der chinesischen Medizin in Kurzform erläutert.

Akupressur	Methode der Traditionellen Chinesischen Medizin (TCM) zur Beeinflussung des Energiehaushalts, die ausgesuchte Punkte mithilfe von Drücken und Massage stimuliert
Akupunktur	Methode der TCM, die ausgesuchte Punkte durch Stechen stimuliert
Akupunktur-punkte	Über diese Punkte lässt sich die Energie im Körper beeinflussen.
Angst	Emotion, die dem Funktionskreis »Niere« und dem Element Wasser zugeordnet ist
bitter	Geschmack, der dem Funktionskreis »Herz« und dem Element Feuer zugeordnet ist
Blasen-Meridian	Er ist ein Yang-Fuß-Meridian und ein Teil des Funktionskreises »Niere«. Therapeutische Bedeutung: Kopfschmerzen, Augenerkrankungen, Rückenschmerzen, Rheuma
»Blut«	siehe »Xue«
Dantien	Der Begriff steht für »Energiezentrum«, auch Zinnoberfeld genannt. Es existieren fünf Energiezentren, die im Oberkörper verteilt sind.
Dickdarm-Meridian	Er ist ein Yang-Hand-Meridian und ein Teil des Funktionskreises »Lunge«. Therapeutische Bedeutung: Erkältung, Bauch- und Zahnschmerzen, Verdauungsprobleme

Dreifacher-Erwärmer-Meridian	Er ist ein Yang-Hand-Meridian und der Partnermeridian des Herzbeutel-Meridians. Er versorgt den Brust-, den Ober- und den Unterbauchraum mit Energie. Therapeutische Bedeutung: Kopfschmerzen, Migräne, Hörstörungen, rheumatische Beschwerden
Dünndarm-Meridian	Er ist ein Yang-Hand-Meridian und ein Teil des Funktionskreises »Herz«. Therapeutische Bedeutung: Hörstörungen, rheumatische Beschwerden, Stoffwechselerkrankungen, Schulter- und Nackenschmerzen
Dumai	siehe Lenkergefäß
Einflüsse	Die sechs klimatischen Einflüsse sind Trockenheit, Hitze, Feuchtigkeit, Wind, Kälte und Sommerhitze.
Ernährungsrhythmus	Dies ist eine Bewegungsrichtung, die innerhalb der Fünf-Elemente-Wandlungsphasen existiert. Ernährung bedeutet vereinfacht die Stärkung des folgenden Funktionskreises.
Freude	Emotion, die dem Funktionskreis »Herz« und dem Element Feuer zugeordnet ist
Fünf Elemente	System, das die natürlichen Abläufe und Zusammenhänge in der Natur und im Menschen beschreibt
Funktionskreis	Der Mensch hat fünf Funktionskreise. In jedem Funktionskreis sind jeweils zwei Meridiane, die in einem besonderen Verhältnis zueinander stehen, in einer Einheit zusammengefasst.
Gallenblasen-Meridian	Er ist ein Yang-Fuß-Meridian und ein Teil des Funktionskreises »Leber«. Therapeutische Bedeutung: Kopfschmerzen, Hörstörungen, Fieber
Grübeln	Emotion, die dem Funktionskreis »Milz« und dem Element Erde zugeordnet ist
»Herz«	Der Funktionskreis ist für die Gefäße, das »Blut«, für Bewusstsein und Verstand zuständig.

Herzbeutel-Meridian	Er ist ein Yin-Hand-Meridian und der Partnermeridian des Dreifacher-Erwärmer-Meridians. Er ist auch als Perikard- oder Kreislauf-Meridian bekannt. Therapeutische Bedeutung: Kreislauf- und Durchblutungsprobleme, Herzrasen und Herzangst
Herz-Meridian	Er ist ein Yin-Hand-Meridian und ein Teil des Funktionskreises »Herz«. Therapeutische Bedeutung: Herzprobleme, Schlaflosigkeit und Depression
Jing	Diese Essenz zählt zu den Körpersäften. Körperlich wird Jing als der Samen des Lebens angesehen, geistig entspricht es der Kreativität. Es bildet die Grundlage des körperlichen Yin-Yang-Verhältnisses und stammt aus dem Funktionskreis »Niere«.
Kontroll-rhythmus	Dies ist eine Bewegungsrichtung, die innerhalb der Fünf-Elemente-Wandlungsphasen existiert. Kontrolle bedeutet vereinfacht, dass auf die überschießende Energie eines Funktionskreises eingewirkt werden kann.
Konzeptions-gefäß	Es wird auch als das »Meer des Yin« oder als Renmai bezeichnet. Therapeutische Bedeutung: Asthma, urologische Erkrankungen und Schwäche
»Leber«	Der Funktionskreis ist für die Bewegung von Qi und »Blut« zuständig.
Leber-Meridian	Er ist ein Yin-Fuß-Meridian und ein Teil des Funktionskreises »Leber«. Therapeutische Bedeutung: urologische Störungen, Leberprobleme, Hexenschuss
Lenkergefäß	Es wird auch als das »Meer des Yang« oder als Dumai bezeichnet. Therapeutische Bedeutung: Wirbelsäulenprobleme, Kopfschmerzen und Verspannungen der Rückenmuskulatur
»Lunge«	Der Funktionskreis ist für das Qi, besonders für das Abwehr-Qi, zuständig.
Lungen-Meridian	Er ist ein Yin-Hand-Meridian und ein Teil des Funktionskreises »Lunge«. Therapeutische Bedeutung: Infektanfälligkeit, Erkrankung der Atemwege, Schmerzen im Bereich der Schulterblätter, Beklemmungsgefühle

Magen-Meridian	Er ist ein Yang-Fuß-Meridian und ein Teil des Funktionskreises »Milz«. Therapeutische Bedeutung: Magenprobleme, vegetative Störungen, Ödeme
»Milz«	Der Funktionskreis ist für die Umwandlung und das Verteilen der Nahrung sowie die Bildung des »Blutes« und die Verbreitung des »Blutes« im Körper zuständig.
Milz-Meridian	Er ist ein Yin-Fuß-Meridian und ein Teil des Funktionskreises »Milz«. Therapeutische Bedeutung: Magenprobleme, Kreislaufstörungen, hormonelle Beschwerden, Durchblutungsstörungen
Mutter-Sohn-Prinzip	Dies ist eine andere Bezeichnung für den »Ernährungsrhythmus«.
Nachdenken	Emotion, die dem Funktionskreis »Milz« und dem Element Erde zugeordnet ist
»Niere«	Der Funktionskreis ist für die Reproduktion, das Wachstum und die Geburt sowie für die Knochen zuständig.
Nieren-Meridian	Er ist ein Yin-Fuß-Meridian und ein Teil des Funktionskreises »Niere«. Therapeutische Bedeutung: Hörstörungen, Asthma, Lungen- und Kreislaufprobleme
Qi	Dies ist die Lebensenergie, auch Vitalkraft oder Atem genannt. Es existieren elf Formen von Qi.
Qigong	Oberbegriff für Methoden, die auf das Qi einwirken und mit dem Qi arbeiten
Renmai	siehe Konzeptionsgefäß
salzig	Geschmack, der dem Funktionskreis »Niere« und dem Element Wasser zugeordnet ist
sauer	Geschmack, der dem Funktionskreis »Leber« und dem Element Holz zugeordnet ist
scharf	Geschmack, der dem Funktionskreis »Lunge« und dem Element Metall zugeordnet ist
süß	Geschmack, der dem Funktionskreis »Milz« und dem Element Erde zugeordnet ist

Trauer	Emotion, die dem Funktionskreis »Lunge« und dem Element Metall zugeordnet ist
Wut	Emotion, die dem Funktionskreis »Leber« und dem Element Holz zugeordnet ist
Xue	Der Begriff wird vereinfacht mit Blut übersetzt. Es handelt sich dabei um das Plasma, aber auch um Qi, das sich in substanzieller Form im Xue wiederfindet.
Yin und Yang	Dieses Denkmodell beinhaltet die Prinzipien des Menschen und der Natur in Relation zueinander.
Zorn	Emotion, die dem Funktionskreis »Leber« und dem Element Holz zugeordnet ist

Übungsverzeichnis

Literaturverzeichnis

Blech, Jörg: Die Heilkraft der Mönche. In: **Der Spiegel** Nr. 48/2008.

Coué, Émile: Die Selbstbemeisterung durch bewusste Autosuggestion. 278.–287. Tausend der deutschen Ausgabe. Basel 2005.

Hempen, Carl-Hermann: dtv-Atlas zur Akupunktur. Tafeln und Texte. München 1995.

Hoffmann, Dr. Bernd: Handbuch Autogenes Training. München 2006, S. 290

Hulke, Waltraud-Maria: Das Farben-Energiebuch. Farbtherapie – die Heilmethode der Zukunft. 3. Auflage. Aitrang 1996.

Jiao, Guorui: Qigong-Yangsheng. Gesundheitsfördernde Übungen der traditionellen chinesischen Medizin. 2. Auflage. Uelzen 1988.

Krack, Niels: Ch'i-Energie im Menschen. Arbeitshypothesen über das Wesen der Akupunktur. Uelzen 1978.

Leconte, Marianne: Die Yin-Yang-Diät. In bester Verfassung zum Idealgewicht. Abnehmen nach alter chinesischer Methode. Hamburg 1989.

Lodes, Hiltrud: Atme richtig. Der Schlüssel zu Gesundheit und Ausgeglichenheit. München 1985.

Molcho, Samy: Körpersprache im Beruf. München 1997.

Ohashi, Wataru: Körperdeutung. Östliche Diagnose und Therapie. Darmstadt 2005.

Schoefer-Happ, Liane U.: Besser hören und sehen mit Qigong. Die fünf Elemente und die Pflege der Sinne. Stuttgart 2004.

Seiwert, Lothar J.: 30 Minuten für optimales Zeitmanagement. Offenbach 2008.

Stiefvater, Erich W. und Ilse R.: Chinesische Atemlehre und Gymnastik. 3., erweiterte Auflage. Heidelberg 1985.

Tietze. Henry G.: Entschlüsselte Organsprache. Krankheit als Ausdruck seelischen Leidens. München 1987.

Wagner-Link, Angelika: Aktive Entspannung und Streßbewältigung. Wirksame Methoden für Vielbeschäftigte. Renningen-Malmsheim 1996.

Wang, Qin: Gesund durch chinesische Medizin. Vorsorge und Selbsthilfe mit Qigong, Ernährung und Akupressur. Bearbeitet von Roland Pietsch. Heidelberg 1994.

Haftungsausschluss

Die Angaben sowie die vorgeschlagenen Methoden und Mittel zur Selbsthilfe wurden vom Autor nach bestem Wissen zusammengestellt. Die Inhalte wurden mit größter Sorgfalt geprüft. Fehler können trotzdem nicht vollständig ausgeschlossen werden. Inhaltliche Fehler eröffnen keinen Haftungsanspruch gegen den Autor oder den Verlag. Beide übernehmen daher keine Garantie.

Die Inhalte dieses Werkes sind keine Heilzusagen und ersetzen in keinem Fall die Diagnose und Therapie von Erkrankungen und anderen körperlichen Störungen durch einen Arzt oder Heilpraktiker. Autor und Verlag distanzieren sich daher ausdrücklich von Heilaussagen und Heilversprechen. Die beschriebenen Methoden und Ernährungsvorschläge sind kein Therapieersatz. Besonders die Darstellung der chinesischen Diagnose dient nur der Information und ist keine Ferndiagnose.

Alle Informationen sollen Ratsuchenden eine unverbindliche Hilfe sein und können eine Therapie begleiten. Jeder Benutzer wird allerdings angehalten, ein Risiko sorgfältig für sich selbst zu prüfen beziehungsweise die Unbedenklichkeit für seinen Einzelfall durch Konsultation eines Arztes überprüfen zu lassen.

Frank Seefelder

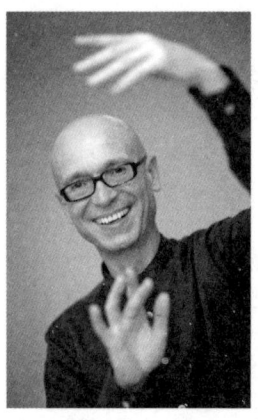

Frank Seefelder, Jahrgang 1959, lebt in Bad Homburg v.d.H. und arbeitet in unterschiedlichen Berufszweigen. Im Rahmen der Prävention hält er regional laufende Kurse in Taijiquan, Qigong und Entspannung ab.

Außerdem hat er sich seit vielen Jahren auf die Selbstbehandlung von Erkrankungen mit einem hohen Aufkommen in der Bevölkerung, den sogenannten Volkskrankheiten, spezialisiert. Dabei werden ausgesuchte Qigong-Übungen mit Atem- und Entspannungsmeditationen sowie mit Massage- und Akupressurmethoden kombiniert. Zusätzlich stimmt er die Ernährung nach den Regeln der altchinesischen Gesundheitsdiätetik auf die vorliegende Erkrankung ab.

Er ist Dozent für Entspannungspädagogik an der Akademie Gesundes Leben, Stiftung Reformhaus-Fachakademie, und arbeitet an einem Projekt in der Betreuung von Demenzpatienten. Hierbei setzt er vor allem Klangschalen und Shantis ein, um die Erkrankten besonders in Krisensituationen zu stabilisieren. Außerdem arbeitet er an einer Schule und unterrichtet dort Qigong für Kinder.

Sie wollen ein Seminar besuchen? Sie haben Fragen? www.frankseefelder.de